離島発

とって隠岐(おき)の

いますぐ使える！
外来診療
小ワザ 離れワザ

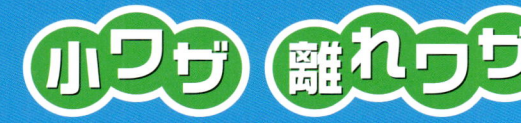

白石吉彦＋白石裕子
（隠岐広域連合立隠岐島前病院）

中山書店

まえがき

　私たち夫婦は，縁があってこの地にやってきてから16年経ちました．0歳児だった長男は高校2年生となり，その下に次男，長女，三男と生まれて6人家族となり，末っ子もやっと小学校に入りました．長いようで短かった離島での経験は，さまざまなドラマの連続でした．日々の診療のなかで感動や喜び，学び，不安，失望，ときには怒りを感じながらさまざまなできごとがあり，この地域で住民，保健や福祉を含む医療介護スタッフに医師として大きく育てていただいた16年でした．

　世間ではさまざまな診療ガイドラインや診断基準が多数発表され，Evidence Based Medicine という考え方も広まり，論文やデータにあたることもインターネット環境が格段に進歩して随分と容易になってきています．一方で，医局に夜中まで残っているとき，問わず語りに先輩医師の武勇伝や大失敗などを聞く，そんな機会は減っているように思います．もちろん最新医学を知識として勉強すること，専門医資格を取得するということは大切です．しかし，人と人として患者さんと対峙するとき，知識だけでは補えない，先輩たちの話のなかでキラリと光る Clinical Pearl の存在も臨床医にとって非常に重要だと思っています．

　そこで，島根県隠岐諸島の西ノ島で医療機器も専門医にも決して恵まれているとはいえない環境において，総合医として行ってきた数々の小ワザを EBM：~~Evidence~~ Experience Based Medicine として記すこととしました．筆者の独断と偏見により書かれているため，必ずしも学術書や論文に書かれていないことも多数あり，この本に書かれていることを行う場合は，各々の責任において施行してください．結果，不都合が生じた場合でも当方はその責を負いかねますのでご了承ください．ただし，ここに書かれていることはすべて，人口3,200人という小さなコミュニティの島で実際に行っている医療行為であり，常に島民の批評にさらされていることは確かな事実です．

総合医として住民に向き合う心構えがあれば，へき地，離島での地域医療は素晴らしく楽しく，やりがいのあるものとなるでしょう．少しでもお役にたてれば，幸いです．

　今回執筆の機会を与えてくれた中山書店，そして写真などで本書に登場することを快く了解してくださった当院の患者さんたちに感謝いたします．

　　　　　　　　2014 年春　白石 吉彦・白石 裕子

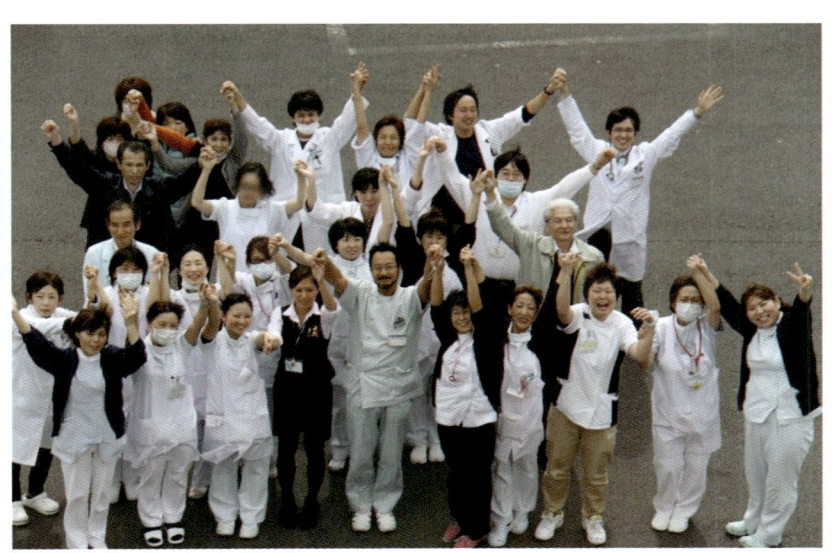

隠岐島前病院のスタッフとともに

はじめに

離島医療はおもしろい！

隠岐ってどこだ？

　島根半島の沖合約 50km にある 4 つの有人離島を含む大小 180 の島を隠岐諸島といいます．北東の大きな島が島後，西側にある 3 つの島が島前と呼ばれます（図❶）．その島前地区の西ノ島にあるのが隠岐島前病院です．島前には開業医はなく，3 島それぞれに公立診療所があります．島後には飛行場がありますが，島前は船便のみで，本土からフェリーで 2 時間半，夏の間だけ運行される高速船で約 1 時間の距離にあります．島前の人口は約 6,000 人で，高齢化率は約 40％です（2013 年時点）．島前全体での常勤医は 8 人で，皆が総合医として診療所，病院に勤務しています．

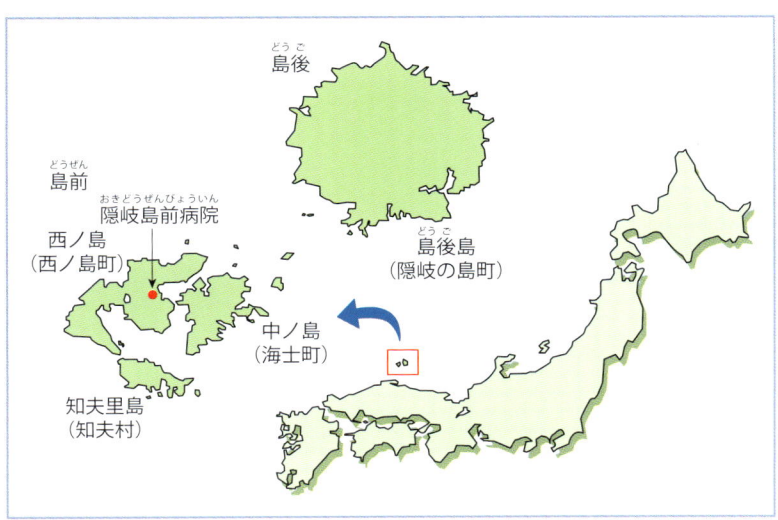

図❶　隠岐はここです

離島 の外科外来にはどんな患者が来るの？

　いわゆる内科系の診療所のイメージはパッと思い浮かびますよね．高血圧，糖尿病，高脂血症といった生活習慣病に加えて，風邪ひき，腹痛，子どもの熱発などの急性疾患．あとは予防注射や介護関係で必要な主治医の意見書など．うちの病院は，常勤では内科外来と外科外来しかありません．内科は内科小児科で小児も診ます．それ以外は外科外来です．眼科，精神科，産婦人科，整形外科，耳鼻科もありますが，非常勤医師の外来は月に1～2回から週1回程度．フェリーを使って本土から2時間半の離島ということで，専門医受診へのハードルは割に高い環境です．というわけで，皮膚の湿疹，ものもらい，結膜異物，中耳炎などのいわゆるマイナートラブル，手のけがなどの小外科，肩・腰・膝の痛みなど整形外科疾患，処置系の患者さんが，外科外来の門をくぐるという感じです．

　人口3,200人の西ノ島での外科外来の受診状況を，2011年度1年分の患者統計から見てみましょう（図❷）．1年間にのべ3,705人が外科外来を受診しました．年齢・性別構成を見ると0～29歳では男性患者，特に外傷受診が多く，これは幼少期から少年期の活発な活動の結果だと思われます．一方で30歳以降は女性患者が多く，特に70歳以上では顕著で

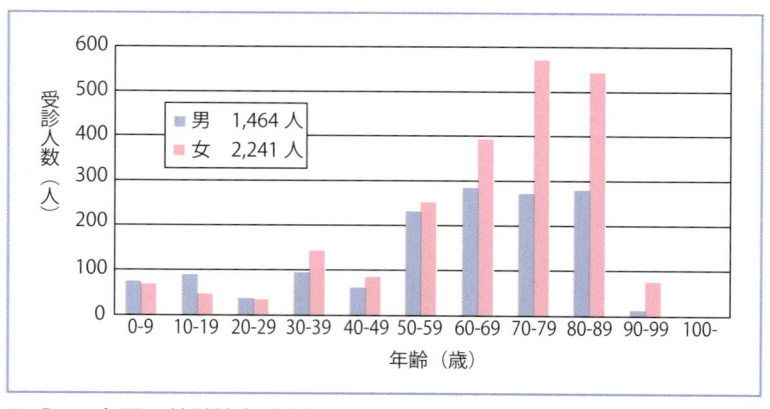

図❷　1年間の外科外来受診状況（2011年）

す．全体の受診診断名の上位3位においては，女性患者が多くを占めます．変形性膝関節症691人中，男性195人，女性496人（2.5倍），腰痛症575人中，男性197人，女性378人（1.9倍），肩関節周囲炎605人中，男性226人，女性379人（1.7倍）となるのです．当地での高齢化率の高さや整形外科疾患に占める高齢女性の割合の多さを反映しており，今後，日本の各地でもこのような傾向になっていくと思われます．

　また，外科外来の初診患者を見ると，整形外科疾患が圧倒的多数を占め，次に皮膚・形成外科，3位にやっと本来の外科，そして耳鼻科，眼科と続きます（表❶，白石吉彦ほか，2013）．

離島の外科外来で行う処置はニーズ次第

　こうした患者さんに，どういった処置や検査をしているかを示したのが表❷です．注目すべきは，上位20位の項目だけで処置全体の約90％，30位までで約95％を占めていること．地域の外来で必要とされる手技や検査は，そんなにたくさんあるわけではないのです．ただし，あくまでニーズオリエンティッドであることが重要で，何科であるとか，専門医であるとかないとかは，ほぼ関係がありません．逆にいうと，自分のやりたいことや興味のあることよりも，地域のニーズに応えようとすることができるかどうかで，離島医療やへき地医療が楽しいものになるかどうかが決まると思います．もちろん周囲の環境によって必要とされることは変わります．本土との距離感とか，領域別専門医へのアクセス具合などによって大きく変わると思います．

　それでは，次のパートからは当院での創意工夫，小ワザなどを披露していきます．

・隠岐島前病院ウェブサイト　http://okidozenhospital.com/
・白石吉彦, 竹田和希, 白石裕子ほか. (2013). 小規模離島における内科系総合医による外科外来の試み―へき地小病院外科外来の疾患頻度と必要な技能．月刊地域医学 27(5)：400-407.

表 ❶　2011年度外科外来の初診患者の内訳（初診総数1,404例　％は全体に占める割合）

整形外科	745	53.1%
腰痛症	131	
肩関節周囲炎	87	
変形性膝関節症	80	
頸肩腕症候群	50	
外傷（打撲のみ）	43	
外傷（骨折あり）	40	
坐骨神経痛	39	
足関節・足趾関節の疾病	27	
手関節・手指関節の疾病	27	
骨粗鬆症	24	
外傷性膝関節症	23	
頸椎症	19	
ガングリオン	15	
肘関節症	12	
肋骨折	10	
手根管症候群	7	
股関節症	7	
腰部脊柱管狭窄症	6	
胸腰椎圧迫骨折	6	
滑液包炎（肩膝以外）	6	
肉離れ	6	
足底腱炎	6	
腱鞘炎	6	
術後創処置	5	
膝蓋骨滑液包炎	5	
筋肉痛	5	
末梢神経障害	5	
変形性指関節症	4	
ばね指	4	
胸痛（整形外科領域に起因するもの）	4	
ベーカー嚢胞	3	
靭帯損傷	3	
小児肘内障	3	
肘部管症候群	3	
大腿骨頸部骨折	3	
外反母趾	2	
脱臼	2	
術後リハビリテーション	2	
アキレス腱炎	2	
腸骨痛	2	
肋間神経痛	1	
側彎	1	
正中神経障害（手根管症候群以外）	1	
大腿骨頸部骨折術後	1	
オスグットシュラッター病	1	
偽痛風	1	
アキレス腱断裂	1	
胸肋関節炎	1	
剣状突起が出てきた	1	
下腿浮腫（膝疾患による）	1	
術後（処置を必要としない）	1	

皮膚科・形成外科	418	29.8%
湿疹，皮膚炎	115	
外傷（裂傷など皮膚損傷を伴う）	72	
粉瘤	19	
皮膚白癬	19	
爪疾患（※1 ※2 ※3 ※4 以外）	19	
鶏眼，胼胝	16	
虫刺傷	13	
皮下血腫	13	
熱傷	13	
帯状疱疹	13	
皮下膿瘍	10	
蜂窩織炎	9	
皮下異物	8	
爪囲炎[※1]	8	
尋常性疣贅	8	
陥入爪[※2]	8	
動物咬傷	6	
皮下腫瘤	5	
単純疱疹	5	
皮膚腫瘍	4	
皮下出血	4	
爪白癬[※3]	4	
海洋生物刺傷	4	
術後創処置	3	
褥瘡	3	
下腿浮腫（皮膚疾患に伴う）	3	
釣り針刺傷	2	
帯状疱疹後神経痛	2	
爪下血腫[※4]	2	
尋常性痤瘡	2	
毛嚢炎	1	
肥厚性瘢痕	1	
膿皮症	1	
凍瘡	1	
成人伝染性膿痂疹	1	
血管拡張性肉芽腫症	1	

外科	56	4.0%
痔疾	20	
甲状腺疾患（腫瘤，腫大など）	10	
リンパ節腫脹	8	
がん	8	
鼠径ヘルニア	3	
術後創処置	2	
腸閉塞	2	
腹痛（胆石術後）	1	
虫垂粘液嚢胞腺腫	1	
急性虫垂炎	1	

耳鼻咽喉科	50	3.6%
外耳炎	12	
中耳炎	7	
耳垢	7	
鼻出血	6	
アレルギー性鼻炎	4	
めまい	3	
副鼻腔炎	3	
外耳道異物	3	
耳下腺炎	1	
突発性難聴	1	
味覚異常	1	
ベロの奥のぶつぶつ	1	
難聴	1	
眼科	**25**	**1.8%**
眼球結膜充血	9	
角結膜異物	5	
アレルギー性結膜炎	3	
麦粒腫	2	
角結膜炎	2	
眼精疲労	1	
睫毛内反	1	
鼻涙管閉塞	1	
目が見えにくい	1	
乳腺科	**18**	**1.3%**
乳腺疾患	12	
がん	6	
総合内科	**12**	**0.9%**
痛風発作	3	
便秘	3	
下腿浮腫（内科疾患）	1	
女性化乳房	1	
微熱	1	
脱水	1	
アナフィラキシーショック	1	
食欲不振，低栄養	1	
泌尿器科	**12**	**0.9%**
膀胱炎	3	
過活動膀胱	3	
尿閉	1	
前立腺肥大	1	
膀胱腫瘍	1	
血尿	1	
包茎	1	
尿道口びらん	1	
脳神経外科	**12**	**0.9%**
頭部打撲	11	
松果体嚢胞	1	

小児科	10	0.7%
伝染性膿痂疹	4	
伝染性軟属腫	4	
伝染性紅斑	2	
心臓血管外科	**7**	**0.5%**
下肢静脈瘤	4	
末梢動脈循環不全	3	
精神科	**6**	**0.4%**
自傷	3	
幻覚	2	
躁うつ	1	
婦人科	**5**	**0.4%**
術後創処置	1	
術後不正出血	1	
がん	1	
腟カンジダ	1	
陰部膿瘍	1	
神経内科	**5**	**0.4%**
頭痛	5	
呼吸器外科	**4**	**0.3%**
がん	3	
術後創処置	1	
リウマチ科	**3**	**0.2%**
関節リウマチ	2	
リウマチ性多発筋痛症	1	
消化器内科	**3**	**0.2%**
腹痛	2	
憩室炎	1	
ペインクリニック	**2**	**0.1%**
肩痛	1	
前腕 CRPS（Complex regional pain syndrome）	1	
呼吸器内科	**2**	**0.1%**
胸膜炎	2	
血液内科	**2**	**0.1%**
リンパ腫	2	
循環器科	**2**	**0.1%**
下腿浮腫	2	
小児神経科	**1**	**0.1%**
脳性麻痺	1	
肝臓内科	**1**	**0.1%**
自己免疫性肝炎	1	
産科	**1**	**0.1%**
不正出血	1	
腎臓科	**1**	**0.1%**
CAPD 維持管理	1	
口腔外科	**1**	**0.1%**
顎関節症	1	

※確定診断にいたらなかったものは主訴，症状をそのまま記載

表❷ 外科外来処置ランキング

		計 7,694	%	累積%				%	累積%
1	投薬	1,897	24.14%	24.1%	44	皮膚，皮下腫瘍摘出術	12	0.15%	98.2%
2	超音波検査	1,048	13.34%	37.5%	45	血腫穿刺	11	0.14%	98.3%
3	膝関節注射	611	7.77%	45.2%	46	細胞診検査	11	0.14%	98.5%
4	肩滑液包注射他	512	6.51%	51.8%	47	便潜血検査	8	0.10%	98.6%
5	創傷処置	405	5.15%	56.9%	48	眼圧，視力検査	7	0.09%	98.7%
6	腰痛トリガーポイント注射	402	5.12%	62.0%	49	穿刺吸引細胞診	6	0.08%	98.8%
7	レントゲン撮影	380	4.84%	66.9%	50	フローボリューム	6	0.08%	98.8%
8	採血	329	4.19%	71.1%	51	鼻処置	5	0.06%	98.9%
9	エルシトニン注射	228	2.90%	74.0%	52	主治医意見書	5	0.06%	99.0%
10	肩こりトリガーポイント注射	176	2.24%	76.2%	53	脱臼整復	5	0.06%	99.0%
11	診察のみ	172	2.19%	78.4%	54	滑液包注射	5	0.06%	99.1%
12	点滴・静脈注射	141	1.79%	80.2%	55	導尿	5	0.06%	99.1%
13	穿刺（関節液，皮下膿瘍など）	121	1.54%	81.7%	56	陥入爪手術	4	0.05%	99.2%
14	グラム染色／KOH 鏡検	117	1.49%	83.2%	57	皮膚生検	4	0.05%	99.2%
15	培養検査提出	108	1.37%	84.6%	58	精密眼圧，スリット M（前眼部）	4	0.05%	99.3%
16	耳処置	96	1.22%	85.8%	59	皮膚科軟膏処置	4	0.05%	99.4%
17	創傷処理	94	1.20%	87.0%	60	手掌異物摘出術	4	0.05%	99.4%
18	関節穿刺（膝）	73	0.93%	87.9%	61	股関節注射	3	0.04%	99.4%
19	仙骨ブロック	68	0.87%	88.8%	62	地域包括ケアセンターへの連絡	3	0.04%	99.5%
20	腕神経ブロック	67	0.85%	89.6%	63	鼻涙管ブジー法	3	0.04%	99.5%
21	牽引指示	65	0.83%	90.5%	64	外耳道異物除去術	3	0.04%	99.6%
22	腱鞘周囲注射	55	0.70%	91.2%	65	鼻咽腔カメラ	3	0.04%	99.6%
23	リハビリテーション依頼	53	0.67%	91.8%	66	抗破傷風人免疫グロブリン注射	2	0.03%	99.6%
24	CT 撮影	50	0.64%	92.5%	67	末梢神経ブロック（77 以外）	2	0.03%	99.6%
25	装具装着（腰部固定帯装着以外）	48	0.61%	93.1%	68	婦人科処置	2	0.03%	99.7%
26	骨密度測定	46	0.59%	93.7%	69	ホットパック指示	2	0.03%	99.7%
27	検尿	43	0.55%	94.2%	70	角膜・強膜異物除去術	2	0.03%	99.7%
28	関節注射（肩膝以外）	30	0.38%	94.6%	71	皮膚切開術	2	0.03%	99.7%
29	外来化学療法	28	0.36%	95.0%	72	薬剤によるリンパ球幼弱化試験提出	2	0.03%	99.8%
30	爪甲除去	27	0.34%	95.3%	73	栄養食事指導依頼	2	0.03%	99.8%
31	ギプスシーネ	26	0.33%	95.6%	74	トキソイド注射	2	0.03%	99.8%
32	硬膜外ブロック	25	0.32%	96.0%	75	痔核嵌頓整復	2	0.03%	99.8%
33	腰部固定帯装着	24	0.31%	96.3%	76	針生検	2	0.03%	99.9%
34	局所注射	18	0.23%	96.5%	77	筋皮神経ブロック	2	0.03%	99.9%
35	病理検査	17	0.22%	96.7%	78	矯正視力（1 以外），スリット M（前眼部）	1	0.01%	99.9%
36	鶏眼・胼胝処置	15	0.19%	96.9%	79	大腸カメラ検査予約	1	0.01%	99.9%
37	チンパノメトリー，標準純音聴力	15	0.19%	97.1%	80	アデノウイルス迅速検査	1	0.01%	99.9%
38	デブリードマン	15	0.19%	97.3%	81	24 時間ホルター心電図	1	0.01%	99.9%
39	非観血的関節授動術	13	0.17%	97.4%	82	いぼ冷凍凝固	1	0.01%	100.0%
40	粘（滑）液嚢穿刺注入	12	0.15%	97.6%	83	重度褥瘡処置	1	0.01%	100.0%
41	肋骨骨折固定術	12	0.15%	97.7%	84	ツベルクリン反応	1	0.01%	100.0%
42	G-CSF 製剤注射	12	0.15%	97.9%					
43	12 誘導心電図	12	0.15%	98.1%					

もくじ

まえがき　ii

はじめに　離島医療はおもしろい！　v

Part 1　外来診療小ワザ集
これを知っているとおもしろい！

- いぼ治療　液体窒素がなくても治療ができる！　2
- 水いぼ　痛くない治療を目指そう！　7
- 陥入爪，巻き爪　その人，その爪に合った治療法を　10
- 爪下血腫・爪下異物　穴をあけて圧を逃がすとラク　18
- しゃっくり　たくさんある民間療法をどう選ぶ？　22
- 指のトラブル──指輪はずしと湿疹治療　指輪は糸で，湿疹は夜治す　24
- 軟膏の量の指導　1FTUという単位を使おう　28
- 脱臼系──肘，あご，肩，股関節　はずれました！　リラックスが最重要　31
- 釣り針の抜針　基本は「進める→切る→戻す」．でも発展形もアリ　38
- 虫刺され，毒魚，そしてエピペン®　デルモベート®を塗っても，痛みはとれない　44
- 喉の魚骨摘出と胃洗浄　内視鏡が活躍　50
- 耳への異物混入，鼓膜穿孔　吸引をうまく使いながらが基本．カメラもやっぱり役に立つ　56

- 鼻出血　耳鼻科用バルーンを知っていますか？　61
- デジタルカメラの使い方　眼に，耳に，口に，そして顕微鏡に　64
- 扁桃周囲膿瘍　口が開かなくなったら切開を検討　68
- 緑内障　初診で疑えるか？　72
- 帯状疱疹　鼻の頭に要注意　74
- 精神科・心療内科診療　自殺企図と双極性障害の有無を総合医が聞き出す　77
- 外傷治療　痛みをとって異物を除去，そして保湿　83
- 不良肉芽　ステロイドで退縮　90
- 穿刺前のひと工夫　マーキングあれこれ　92
- 穿刺液に要注意　血液―脂肪滴，濁り―結晶　95

Part 2 外来診療離れワザ集
ワンランク上のテクニック

- 形成外科的縫合　真皮縫合を学ぶべし　102
- 肥厚性瘢痕　テープと注射と内服薬　106
- シェーブ法　良性の皮膚腫瘍を切除する　108
- 指ブロック法の究極ワザ　園畑法　110
- ペインクリニック　基本は仙骨ブロック，理想は腰部硬膜外ブロック　112
- 脳梗塞　rt-PAを使いこなす　117
- 関節リウマチ　抗TNFα製剤の使い方　120
- 子宮留膿腫　高齢の寝たきり女性の場合は疑ってみる　122
- 大腿骨近位部骨折　在宅での診断の裏ワザ　124
- 外来エコー大活躍①――肋骨骨折　X線写真よりも圧倒的に見える，0.2mmでも！　126

contents

- 外来エコー大活躍② ── 蜂窩織炎，ベーカー嚢胞　一目瞭然　130
- 外来エコー大活躍③ ── 肉離れ　治療過程も見えます　134
- 外来エコー大活躍④ ── 腱板断裂，肩石灰性腱炎　非専門医が肩注射するならエコーが必須　138
- 外来エコー大活躍⑤ ── 注射器・注射針にもこだわり　ロック式シリンジ，ちょっと長い針　141
- 外来エコー大活躍⑥ ── ばね指　診断的治療として腱鞘炎系へのエコー下注射は Good　144
- 外来エコー大活躍⑦ ── 腕神経ブロック　少量の局所麻酔薬で合併症なく確実に　148
- 外来エコー大活躍⑧ ── 針描出のひと工夫　暗い部屋でも穿刺部を明るく＋練習のコツ　151
- 外来エコー大活躍⑨ ── 感染性粉瘤　デルマパンチ®との併用で，ほとんど究極ワザ　154
- 外来エコー大活躍⑩ ── 皮下異物除去　合わせワザのナイロン糸ドレナージ　160
- 外来エコー大活躍⑪ ── 足首捻挫　世界遺産石見銀山発　中村ブレイスのオリジナルアイテム　アンクルファイター　166
- リンパ節生検　なんでもかんでも取らなくても　169
- 慢性心房細動　エコー大活躍．バーチャル TEE，血液凝固分析装置の活用も　171
- ギプスシーネ　ギプスよりも使いやすい　174
- イレウス（腸閉塞）　腹水に注意　176
- 連日通院の必殺ワザ　高齢者でも通院してもらったほうがよいときがある　180
- コミュニケーション　周囲との信頼関係を築く　182

column

総合医の勉強ツールとしての日経メディカル　9

海がいい？　山がいい？　17

春先のアワビのツノワタを食べるとネコの耳が落ちる?!　21

自慢の料理はいただきます　30

患者さんの評判　43

海上保安庁におせわになりました　49

明治生まれの武士のような　63

地域医療で大切なこと　71

大切なことは仕組みづくりと仲間づくり　82

整形外科関連の診療ガイドライン　100

抜糸を阻む老眼の問題　105

パウダーフリーの滅菌手袋　116

へき地医療の障壁　133

整形外科エコーの教科書（これぞ必読書！）　150

異物除去には鉤なし鉗子　165

朝食時に新聞は読まない　168

オススメ！　総合医スキルアップセミナー　170

最期まで教育者　187

あとがき　地域医療のABCD　188

さくいん　190

Part 1

外来診療小ワザ集

これを知っていると
　　おもしろい！

いぼ治療

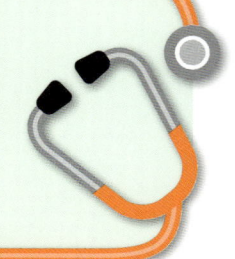

 液体窒素がなくても治療ができる！

用意するもの → **ステリハイド®，ドライアイス，軍手**

　いぼってどう治療しますか？　液体窒素で冷凍凝固？　そう．だけど今そこに液体窒素があるかという話ですね．液体窒素自体はそんなに値段が高くないし，容器は10万円もしないで買えます．ただ，蒸発してしまうので定期的に補充しないといけないし，どのくらい使用頻度があるかっていうと，それほどない．都会で皮膚科を開業していれば，もしかしたらいぼの患者さんが次から次へと来るかもしれないけれど，田舎で一般住民を対象に診療していたらそんなには来ない．うちの病院では年に10人程度です．じゃあどうしましょうか？　液体窒素を常備していないとなると，患者さんに皮膚科医の紹介状を書きますか？　たかがいぼなのですから，自分のところで治療しましょうというお話です．

　基本的にいぼ（尋常性疣贅）はパピローマウイルスによってできます．皮膚の免疫が落ちてウイルスが活動しているのだから，薏苡仁（ヨクイニン）という漢方薬（ハトムギのエキス）を服用して，自分の皮膚の免疫力を高めることで治る場合もあります．またこの薬はステリハイドやドライアイスの治療後に，再発予防として併用することもあります．難治性の場合や腫瘍との鑑別が難しい場合には局所麻酔をして切除したり，電気メスで電気焼灼したりする場合もあります．ただしウイルスが残っていると再

発するので，適応は慎重でなければなりません．

◉ 裏ワザその1　ステリハイド®と「暗示」◉

さて，ここからが裏ワザ系．ステリハイド®という内視鏡の消毒に使う薬品があります．内視鏡は細菌やウイルスが次の人にうつったらいけないので，グルタルアルデヒド製剤であるステリハイド®で消毒をするんですけれど，これを患部に塗るといぼは治ります．パピローマウイルスが死ぬんです．簡単．ただ，ちょっと時間がかかります．1日2回綿棒を使っていぼに「ちょん」とつけて，そのまま乾かすだけ．できるだけ周囲の皮膚につかないように塗る．周囲にちょっと褐色から黄色に色が付きますが，塗るのをやめると色も消えます．この方法は白石裕子が，島根県立中央病院での後期研修のときに皮膚科の高垣謙二先生から教えてもらいました．注意点は，容器を目薬と間違うようなものにしないこと，シロップ容器にするなら飲まないように気をつけること．

この方法で一番大事なのは"患者さんの目をじっと見つめて，「ものすごく効く薬だからね」と暗示にかけること"だそうです．だいたい2～3週間でいぼが小さくなって，なくなります．根気はいりますが，痛くないので子どもにも適しています．ちなみに高垣先生曰く，尖圭コンジローマにも有効とのことです（今岡千治，高垣謙二，1996）．

ステリハイド®治療の例が写真❶．これは30代の女性です．いぼの診断ができるというのが治療の前提なのですけれど．手や足，顔にできるいわゆるいぼ，尋常性疣贅は硬く突起状で，ざらざらしていて，典型的には表面をよくみると火焔状になります．そのほかにも魚の目に似ていて足の裏にできる足底疣贅や顔や腕にできる扁平疣贅もあります．治療は，瓶に入っているステリハイド®を綿棒でちょんちょんと付けていくだけ．写真❷は治療後2週間くらいです．ちょっと色がついて黄色くなります．「こんな色になって大丈夫か？」と思うかもしれないけれど，治って，塗るのをやめるときれいに治ります（写真❸）．ただ3週間くらいかかりました．

もちろん切る方法もあります．けれども，大きめに切らないとウイルスが残って再発するので，結構大がかりになるし，嫌がる患者さんもいます．写真❹は高齢の女性ですが，鼻の下にできたいぼを「切って取りましょうか」と聞いたところ，「いやいや，顔にメスは入れられん」って断られたので，ステリハイド®を塗って2週間でぽろっと取れました（写真❺）．

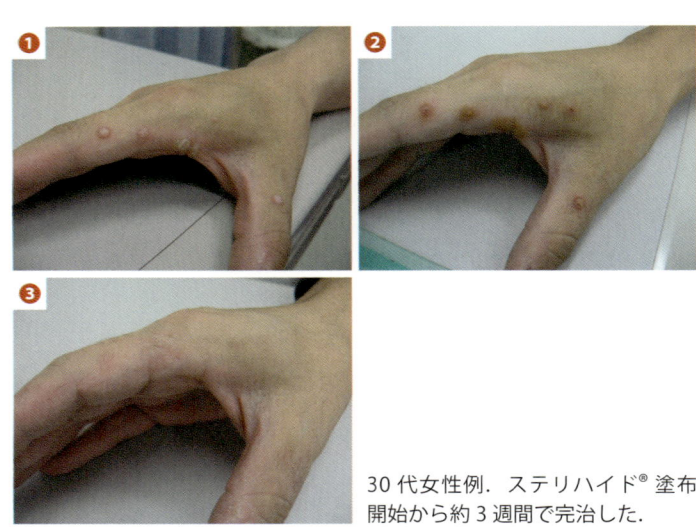

30代女性例．ステリハイド®塗布開始から約3週間で完治した．

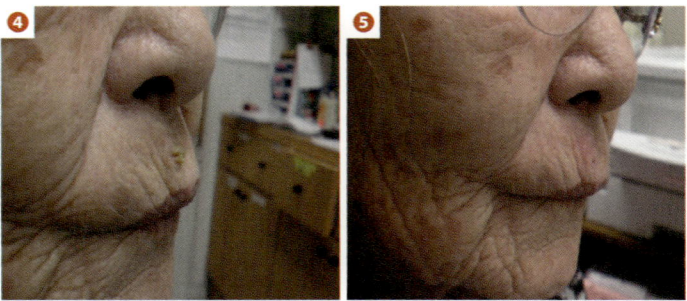

「顔にメスを入れたくない」という高齢女性例．ステリハイド®塗布開始から約2週間でいぼがとれた．

● 裏ワザその2　ドライアイスを確保 ●

　もう1つ別の裏ワザ．ドライアイス．この方法は日野谷診療所時代に浜田邦美先生に教えてもらいました（浜田邦美, 1992）．ドライアイスを患部に押し付ける，液体窒素で冷凍凝固する治療の簡易版といったところでしょうか．じゃあドライアイスはどこにあるかっていうと，COOP（生協）ってありますよね．集まってみんなで食品を買うシステム．あの保冷箱の中にドライアイスがあります．徳島の診療所にいたときは，生協が来る火曜日はいぼ治療の日と決まっていました．隠岐には生協が来ないので，外注の凍結検体に使用するために送られてくるドライアイスを利用しています．たとえばBNP，PSA，VitB12，葉酸，凝固系の検体は，採血した後，冷凍庫で凍結保存して，送られてきたドライアイスとともにパッキングして検査に出します．そのときにドライアイスがたくさん届くので，それをちょっと削って，いぼ治療に使わせてもらっています．だからうちの病院では，いぼの患者さんにはまず「ドライアイスを患部に当てて凍らせて取る治療法があるけれども，やってみますか？　皮膚科に行きたかったら紹介状書くけど」と聞いています．「お願いします」という返事だったら「じゃあ，ドライアイスが来たら電話するから」となって，ドライアイスが来るのを待ってもらっています．

　写真❻の患者さんは「『鼻のアタマに何鼻くそつけとんじゃ』と言われる」と来院．診察したらいぼでした．写真❼のようにドライアイスを患部にぴったり当たるような形に削って，ジュウっと当てます（実際は無音）．表面がガサガサしていて密着具合が悪いようなときには，水やアルコールなどでややウエットな状態にして，しっかり密着するように工夫します．ちなみにドライアイスは普通のはさみで切って形を整えます．もちろん素手では触らないでください．私はペンチで持っています．軍手とペアンなどでも持ちやすく，押しつけやすくてgoodです．いぼ自体，つまり正常皮膚じゃないところだとドライアイスを当てても痛くもかゆくも

ないんだけれども，患部が白くなってくると正常皮膚がちりちりと痛くなるので，そしたら離す．子どもにするときは「30まで数えよう！」などと言うと張り切ってやってカウントしてくれます．それを5回くらい続けると3日ほどでぽろっと取れます（**写真❽**）．ちなみにこの患者さんは顔にいぼが2つあって，実は再発しました．それで再来院されたのですが，「もう自分でやって」と，患者さんにやってもらいました．自分でできます，ドライアイスがあれば．

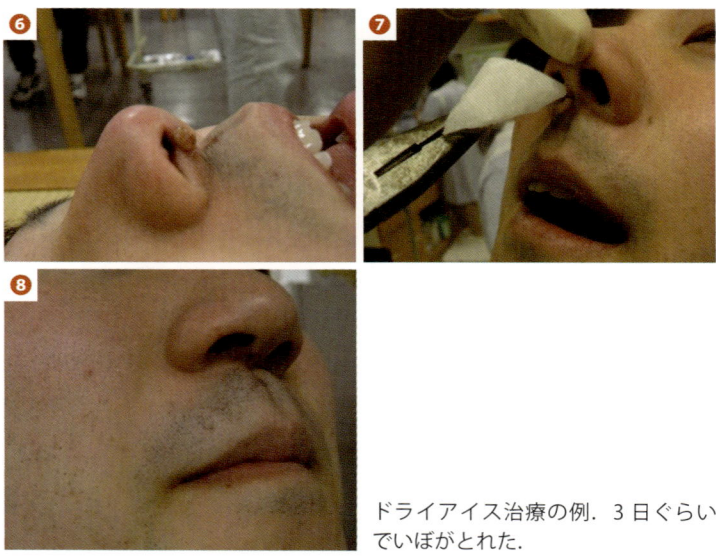

ドライアイス治療の例．3日ぐらいでいぼがとれた．

・今岡千治，高垣謙二．（1996）．2％グルタールアルデヒド溶液による尋常性疣贅の治療．島根県中医誌 24（1）：19-22.
・浜田邦美．（1992）．僻地診療所における疣贅の治療に関する一工夫 ドライアイスを用いた療法について．月刊地域医学 6（9）：20-23.

水いぼ

  痛くない治療を目指そう！

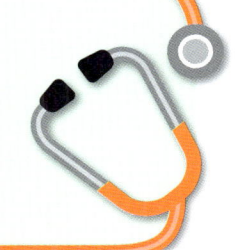

用意するもの： 40％硝酸銀液，小麦粉，竹串

　いぼつながりで，次は水いぼ．伝染性軟属腫です．少し前にはプールは禁止といわれたり，水いぼ鉗子や異物鉗子で泣く子を押さえてちぎって取るとか，やっぱり取らなくていいとか，いろいろ議論がありました．だいたい今のコンセンサスとしては，悪性疾患ではなく，免疫を獲得して自然治癒するため治療不要といわれています．しかし感染するので，集団保育においては歓迎されない場合があり，一部の保育園の指導者には「治療しないと水遊びさせられない」と言われます．それに肌のデリケートな子は長引きやすく，かゆいのにも困ります．自然経過で治るといっても，痛くなく取れるなら，取ってほしいというのも親心．2012 年 6 月に保険適応となった局所麻酔薬のリドカインテープや，保険適応外ですが鶏眼用のスピール膏®を使うと痛くありません．それでも出血があったり，むしり取ったりするのはトラウマを残す可能性もあります．そこで登場！　小麦粉＋硝酸銀です．硝酸銀を直接つけるとチリチリして痛いのが，この方法を使えば水いぼの先っぽにペトッと引っ付いているだけなので，痛くない！

◉ 硝酸銀ペースト法にチャレンジ ◉

　この方法は，「日経メディカル」の 2007 年 6 月号「痛くない」水いぼ

治療法に紹介されていた方法です（「痛くない」みずいぼ治療法，2007）．

手順①：40％硝酸銀液 0.2mL に 0.05g（耳かき 1 杯程度）の小麦粉を混ぜ，シャーレの中で攪拌してペースト状にする．
手順②：竹串のとがった先端に直接①のペーストを付けて，水いぼの頂点に少量塗り，完全に乾燥させる．

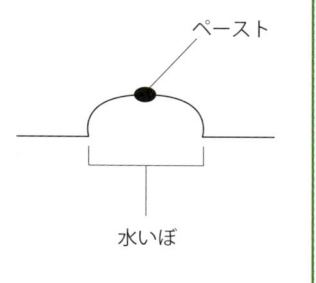

※ペーストは 1 時間以内に使用すること（硬くなって使えなくなります）．
※竹串をさらにカッターでといで先を鋭くしたほうが pinpoint 塗りに適しています（健常皮膚に付くとチリチリします）．
※子どもの場合，動くとうまく塗れないので怖がらせないことがポイント．

　ペースト塗布は図のように少量で構いません．ペーストを塗布した部分は半球状を呈した後に黒色痂皮化して，最終的にはすっかりきれいになります（**写真❸**）．

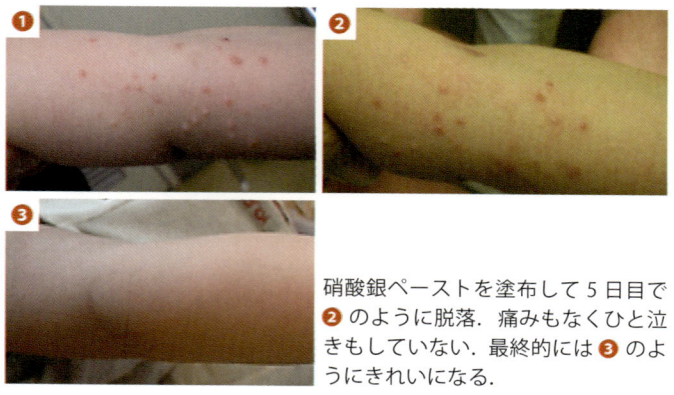

硝酸銀ペーストを塗布して 5 日目で❷のように脱落．痛みもなくひと泣きもしていない．最終的には❸のようにきれいになる．

・「痛くない」みずいぼ治療法．日経メディカル 2007 年 6 月号　34-35．

Part 1 外来診療小ワザ集

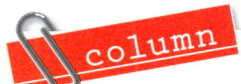

総合医の勉強ツールとしての日経メディカル

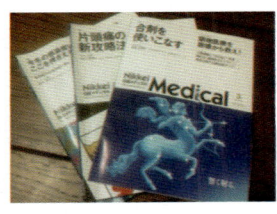

　皆さんもいろいろな学会に入っていて，毎月学会誌が送られてきて山積みになっていませんか．学会誌で最新の論文をチェックしたり，New England Journal of Medicine を読んだり，UpToDate® で文献を調べたりすることも必要ですが，そうそういつもはできません．でも医学はどんどん進化しています．しかも地域の総合医は自分の専門科だけではなく，あらゆることに目を配っていなければなりません．そのために商業誌も参考になります．

　たとえば「日経メディカル」は経済ベースなだけあって，エポックメーキングな技術やデバイスは必ず載っているし，わかりやすく，写真や絵つきで，解説されています．しかも，学会誌のようにどこかの科に偏ることなく，広い分野を網羅しています．治療や診断ガイドラインなども，分野にかかわらず即座に特集が組まれ，最新の知識や専門分野での常識をうかがい知ることができます．クイズ形式の Clinical Question もすべての科の病気を対象にしていて，地域の総合医には外せない雑誌です．もし，1冊だけしか購読できないとなったときには，「プライマリ・ケア連合学会誌」か「月刊地域医学」か「日経メディカル」かを迷うところですが，実用面から私はたぶん日経メディカルを選びます．しかもありがたいことに，過去の記事がバックナンバー・ライブラリ記事検索サービスとしてネット上で検索できます．有料ではありますが，必要な記事は 100〜200円の低額でダウンロードが可能です．

陥入爪，巻き爪

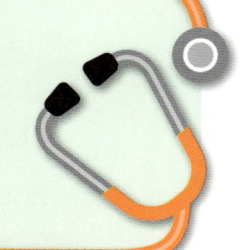

☑ その人，その爪に合った治療法を

用意するもの クリップや点滴用エクステンションチューブなど，身近なモノも使えます

　陥入爪の場合，局所麻酔をして爪床，爪母と巻き込んだ爪を部分抜爪して，縫ってしまう鬼塚法という治療法があります．けれど全抜爪しても，どうしても爪母や爪床が残るため，また同じように爪が生えてきて再発してしまいます．なにより，鬼塚法は痛い！　というわけで，陥入爪や巻き爪でも，いろいろな方法を知っていると，その人に合った方法，一番いい方法で治療をしてあげることができます．ここではいくつかの方法をご紹介しましょう．

◉ 鬼塚法と似て非なるフェノール法 ◉

　フェノールにはホルマリンのような組織を殺してしまう固定作用があります．フェノール法はこれを利用して爪床と爪母の細胞を固定して巻き爪を生えなくしてしまう方法です．
　まずは，指ブロック麻酔（指ブロックについては p.110 園畑法参照）をかけて，食い込んでいた箇所の爪を抜きます．そのために巻いている爪の外縁を爪床から剥離します．だいたい 2mm 幅くらい．鋭匙，モスキートなどを使って，しっかり剥離することが大切です．爪床を爪母まで剥離して引っ張ると爪が抜けます．爪甲の部分切除ができたら，フェノールを

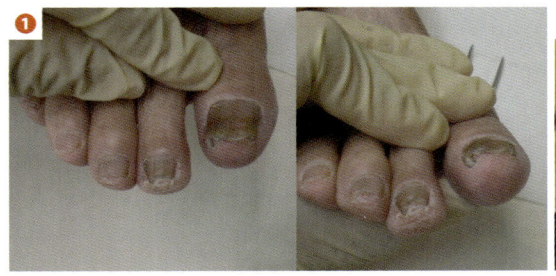 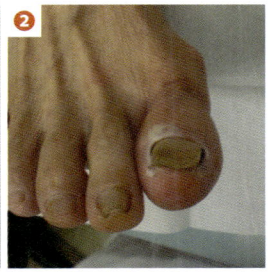

細めの綿棒に取り，爪床と爪母に接触させて焼き付けてしまいます．

　写真❶の患者さんは，右足母趾の爪が内側にぐっと入り込んでしまっています．まず趾の根元に伝達麻酔をし，爪が食い込んでいる両側を抜爪しました．少し余計に焼けちゃっていますが，フェノールで爪床と爪母の細胞を固定したので（写真❷），この人の爪はもう横からは生えてきません．

　この方法は，鬼塚法のように爪をガバッと取らないので，出血も痛みもないし，そのままお風呂に入っても大丈夫．これはやり方もちゃんと文献が出ています（木股敬裕，1992）．

◉ 身近な材料を使って痛くない治療 ◉

　次はアクリル固定ガター法．まず，爪の内側の垢などのごみをとって，指ブロック麻酔で痛くなくしておきます．そして縦に切り込みを入れたプラスチックチューブを突っ込んで，アクリル樹脂で固定．できればアンカーテーピング法を併用するとよいでしょう．爪が肉に食い込まないように，テープで引っ張るという方法です（新井裕子，2008）．

　写真❸は17歳の女性の左足親指です．彼女は今まで何度も陥入爪を繰り返していました．写真❹のように爪に沿ってチューブを突っ込んで，アンカーテーピングを併用（写真❺）．彼女は「今までされた治療で一番痛くなかった」と言っていました．術後2日くらいで痛みがとれます．ちなみにプラスチックチューブは点滴ラインのエクステンションチュ

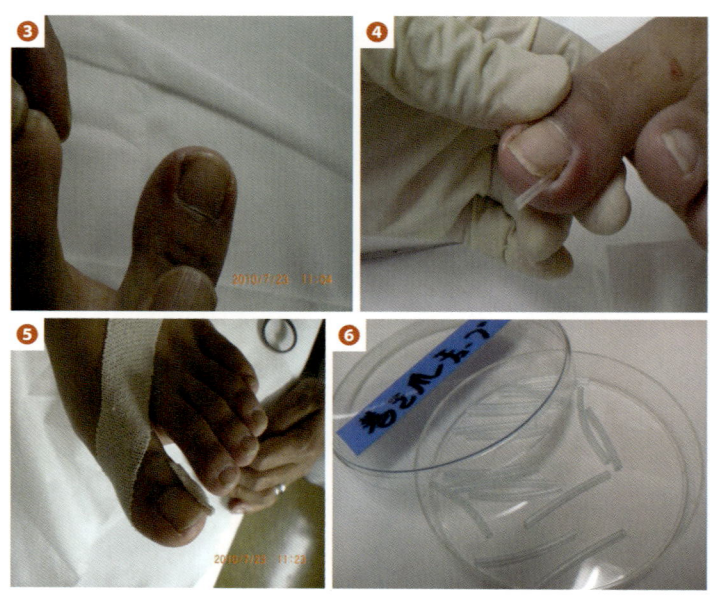

ーブを切っているだけ．**写真 ❻** のケースには「巻き爪チューブ」って書いてあるけれども，そんな専用のチューブは売っていません．たぶん．

　エクステンションチューブに，縦にカットを入れて差し込む．すると食い込んでいる爪が肉芽に当たらなくなる．しかもまっすぐ生えてくるという，安くて簡単で効果の高い方法ですね．固定しているアクリル樹脂は？

　実は市販のアロンアルファ®です．爪を切り込みすぎていると固定が悪くてうまくいかないこともあります．

◉ 爪が伸びていればマチワイヤ法を考慮 ◉

　陥入爪の第3の治療法としてマチワイヤがあります．爪にプツプツと穴を2つあけて，そこにU字型に曲げたワイヤーを通し，形状記憶合金製のワイヤーのまっすぐになろうとする力を利用して爪を平らにします．この方法の問題点は，穴をあけるスペースをつくれるくらいまで爪が伸

びていないとできないこと．患者さんが「痛いんです」って言って来院したときに，爪が伸びていてくれればすぐに処置できるけど，そうじゃないと，痛がっている患者さんに対して「ちょっと待ってね」としか言えない．ただしかなりの矯正力があります．

　写真❼は，両足の爪が巻き爪で，陥入爪になっている症例です．マチワイヤを通す穴をあけるのに十分なほど爪が伸びていたので，さっそく使用しました（写真❽）．写真❾が約1か月後．写真❼と比べると，ワイヤーがだいぶ広がっています．2か月後には爪も食い込まなくなりました（写真❿）．

　マチワイヤはネットで買えて1本3,200円，治療そのものはまったく痛くありません．爪白癬などで爪甲が厚くなっていてもできます．そのときは併せて爪白癬も治療するとよいでしょう．ただ，すでに書いたように，最初に爪を伸ばさないと治療できないというデメリットがあります．

　また，ワイヤーが飛び出しているので靴下が引っかかる．この欠点を克服する方法を，当院の酒井和久医師が考えてくれました．釣り道具で使う

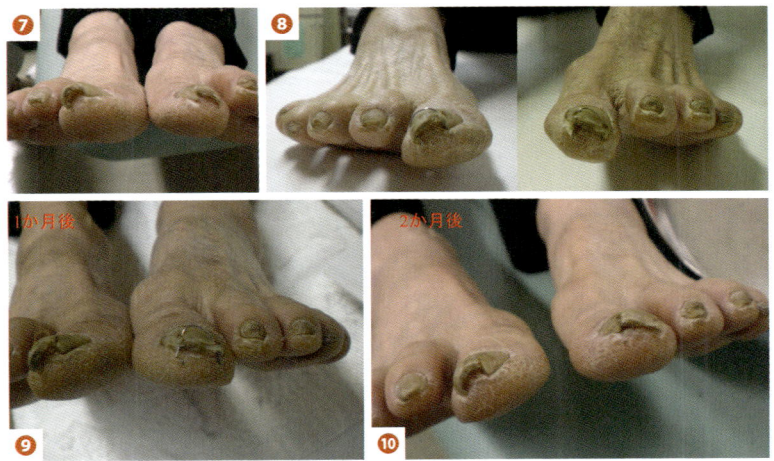

マチワイヤを使った巻き爪治療．2か月後には爪の食い込みもなくなった

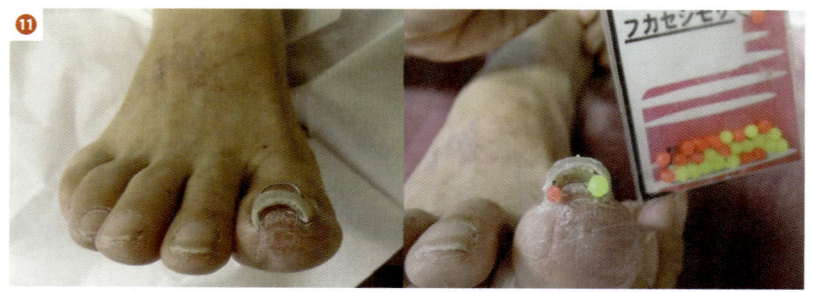

フカセシモリの装着前(左)と装着後.色がかわいい.

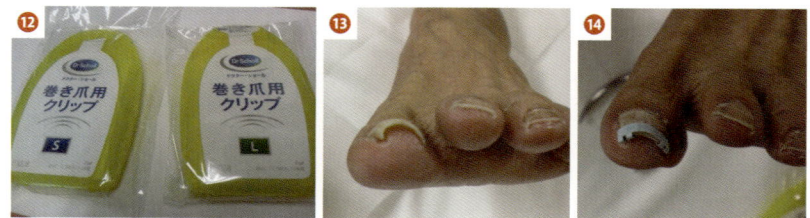

巻き爪用クリップ.爪が短くても,爪甲が厚くても治療が可能.

「フカセシモリ」というものを使います.ワイヤの端に接着剤で止めてしまえば色もかわいくて,引っかかりも予防できます(写真⓫).値段も一玉10円以下です.いかがでしょうか.

最近いいと思っているのは「巻き爪用クリップ」(写真⓬).これは爪が伸びていなくても使用できます.ただクリップで挟まないといけないので爪白癬などで爪甲が厚い人には使えません.サイズはS,M,Lの3種類あり,写真⓭の患者さんにはMを使いました(写真⓮).3,800円.これもネットで買えます.

◉ 最も安上がりなクリップ法 ◉

一番安価なのは,ゼムクリップを利用する方法です.これは六ヶ所村尾駮診療所の小林只先生に教えてもらいました.ゼムクリップを切って,端をペンチで丸めて挿入するだけです(写真⓯).弾性で爪は自然に広がり

⑮
⑯
⑰

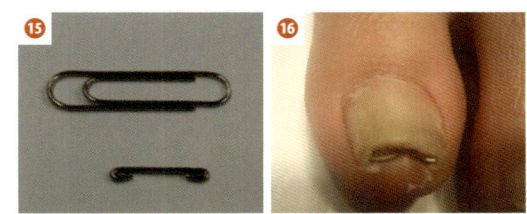

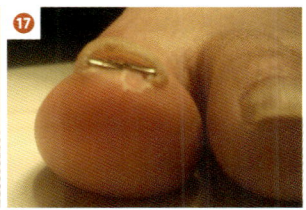

爪の下に入れたゼムクリップの弾性を利用して爪を広げる．非常に安価な方法（写真⑯，⑰は六ヶ所村尾駮診療所・小林只先生提供）．

ます．爪が広がったら自然にゼムクリップははずれます．爪の下に入れるので爪白癬の高齢者でも使えます（写真⑯，⑰）．安価で簡単です．

◉ 華麗なる職人ワザ——ステンレスプレート法 ◉

最後に芸術的な職人ワザで，かつ安価な方法をご紹介．前述（p.3）の島根県立中央病院の高垣謙二先生が開発したステンレスプレート法です．

用意するものは 0.1mm 厚のステンレスプレート，はさみ，ピンセット，溝なしラジオペンチ，エポキシ樹脂系接着剤（写真⑱）．あらかじめステンレスプレートを加工するための治具（ゼムクリップの針金を折りた

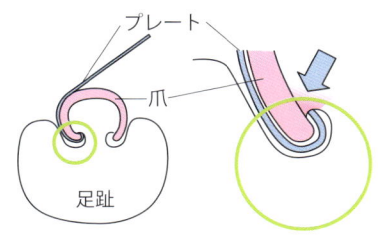

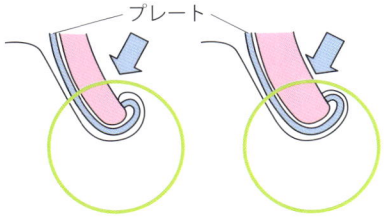

プレート
爪
足趾
プレート
足趾，爪，プレートの位置関係
ヘアピンカーブ状では先端が引っかかりがなく外れやすい．先端が当たり痛い．
爪厚に合わせてプレートの先端の巻き込み部を治具に巻き調製すると引っかかりがよく外れにくくなる（治具は次頁）．
装着するときに先端が皮膚にではなく爪に向かうので痛みがない．

ステンレスプレートの装着．プレートの巻き込み部を調整することで痛みなく，はずれにくくなる（ステンレスプレート法の説明は島根県立中央病院・高垣謙二先生提供）．

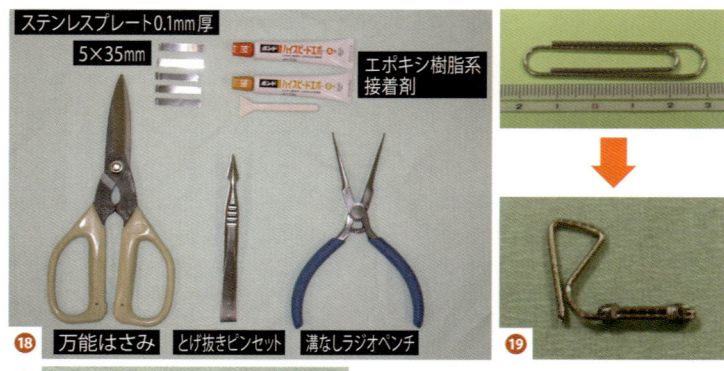

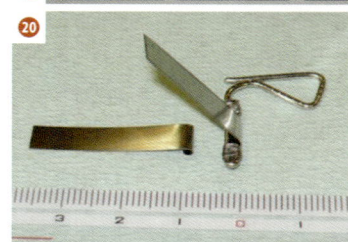

ステンレスプレート法に必要な用具.
ゼムクリップを曲げて治具を用意し,
ステンレスプレートを加工する.

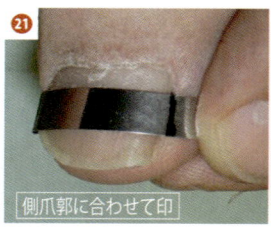

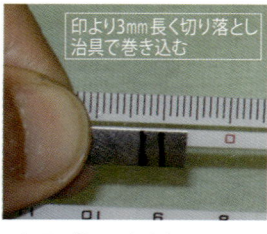

患者さんの爪に合わせてステンレスプレートを加工.

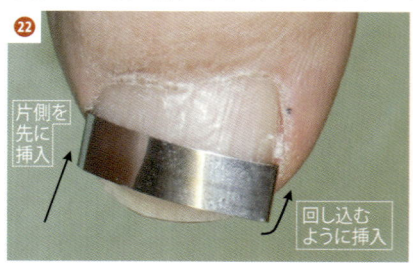

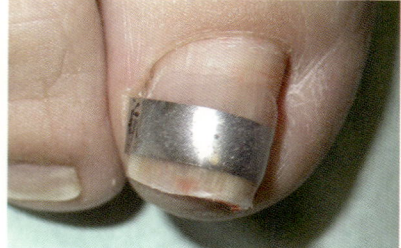

たんで，隙間を0.1mmに調整，ワイヤーで補強・固定）を用意しておきます（**写真 ⑲**）．ステンレスプレートは幅5～6mm，長さ35mmの短冊状に切り，治具を用いてプレートの片方を深さ1.5mm巻き込んでおきます（**写真 ⑳**）．次に患者さんの爪に合わせてステンレスプレートを加工します（**写真 ㉑**）．最後にプレートを爪に回し込んで完成（**写真 ㉒**）．

　ステンレスプレート法は用意に少し手間はかかりますが，すべての用具をホームセンターでそろえることができ，高価なものは使用しておらず，一爪あたりの原価は50円程度，安価でかつ美しい方法です．

・木股敬裕，上竹正躬．（1992）．フェノール法による陥入爪の治療成績．形成外科 35（2）：179-190．
・新井裕子，新井健男．（2008）．陥入爪の保存的治療法―アクリル固定ガター法とアンカーテーピング法―．Clinician 55（570）：696-698．
・髙垣謙二，金子　栄，瀧　玲子．（2007）．巻き爪のステンレスプレートによる治療．Skin Surg 16（2）：83．

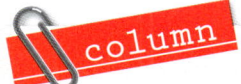

海がいい？　山がいい？

　島根県に赴任するときに，上司に「海がいい？　それとも山がいい？」と聞かれました．徳島では山に行ったので，海に行ってみようと思って赴任したのが今いる西ノ島．「つらいけど，1年頑張ってこいよ」と言われたのが16年前．いろいろと不安はあったものの，共働きのため，なにより心配なのは子どもの病気のとき．子どもが小さいころは，熱を出すと保育園から連れて帰らなくてはいけません．病院のおばちゃん看護師さんをはじめ，西ノ島にはたくさんの子守り婆さんがいます．なかには「婆さんじゃない！　ベビーシッターよ！」という方もおられます（笑）．

　町の人たちにかわいがられ，病院開設者である町長にも理解してもらい，うちで手にあまる患者さんの搬送をこころよく受け入れてくれる本土の病院のバックアップのおかげで，いままで続けることができています．

爪下血腫・爪下異物

☑ 穴をあけて圧を逃がすとラク

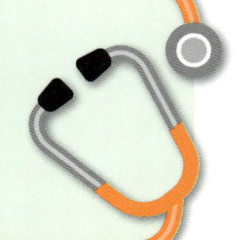

用意するもの ゼムクリップ，ライター，ラジオペンチ

　爪下血腫，どうしますか？　まずは血を抜く？　そう．ではどうやって血を抜いたらいいでしょう？　ピンク針（18Gの注射針）やメスで穴をあければいいのだけれど，爪を挟んだところなので相当痛い．爪そのものには神経がないけれど，圧がかかると爪の下がすごく痛いので，患者さんは嫌がります．そこで裏ワザをご紹介．

● 圧を逃がして爪を救済 ●

　用意するものは，ゼムクリップ，ライター，ラジオペンチ（**写真❶**）．最近は病院内が禁煙になって誰もたばこを吸わなくなったので，ライターが見当たらないことも多いのですが，検査室に行くとKOH検鏡用のアルコールランプがあるので利用できます．

　ゼムクリップの針金の先端を少し伸ばして，ラジオペンチで挟んで持つ．ゼムクリップの先端2mm程をライターの火であぶり，真っ赤で熱いうちに爪にチュッと押し付けます（**写真❷**）．爪を焼いて穴をあけて，そこから血を逃がしてやるんです．熱で爪に穴があくので痛みはありません．爪下血腫のスペースを通り越して，爪床まで当たると激しく痛いので，入りすぎないように注意が必要．爪を過ぎると途端に抵抗がなくなっ

Part 1 外来診療小ワザ集

て，下の血液でジュッといいます．

　この方法で穴はすぐあくけれど，詰まることもあるので，できれば穴は1つじゃなくて3つくらいあけるといいでしょう．出てくる血液がネチョネチョしていて穴が詰まりそうだったら，ナイロン糸も突っ込んでおくと出しやすい．

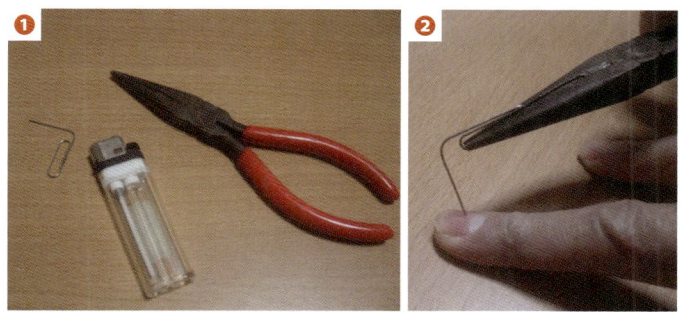

ゼムクリップの針金の先端を少し伸ばして，ライターの火であぶり，真っ赤で熱いうちに爪に押し付ける．

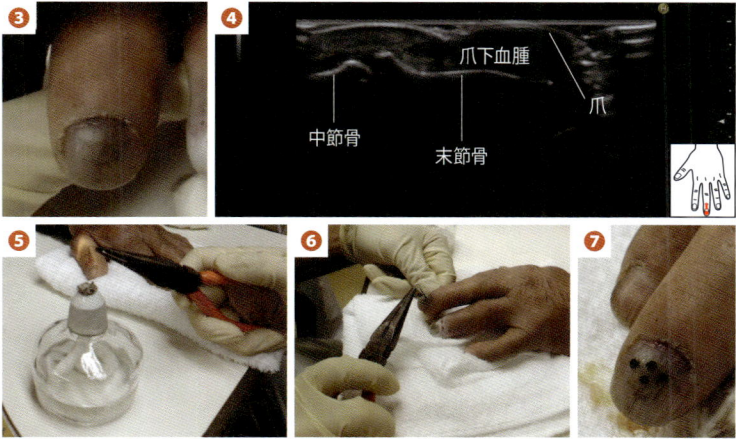

コンクリートと石の間に指を挟んだ患者さん．いくつか穴をあけておくと血腫の中の血を出しやすい．

19

この方法は痛くないし，患者さんが自分でもできます．爪に圧がかかり続けていると爪が死んじゃうので，生え変わるのに3〜4か月かかるけれど，穴をあけて圧を逃がしてあげると，爪が助かるのでその後の生活がラクです．

　写真❸はコンクリートと大きな石の間に指を挟んだ患者さんです．エコーを撮ってみると爪と末節骨の間に血腫があるのが見えます（写真❹）．ゼムクリップをラジオペンチで挟んでアルコールランプで熱し（写真❺），爪に押し当てます（写真❻）．爪に4か所に当てて穴をあけ，血を抜きました（写真❼）．もう痛くありません．ゼムクリップにはいつまでも熱しても赤く（熱く）ならないものがあります．そのときはゼムクリップを替えてください．

● 爪下異物への応用──ただし，怖がらせないように ●

　さて応用編です．

　爪下異物．5歳の男の子が海で遊んでいて，左中指爪の下にウニのとげが刺さった．取れない，痛い，と来院しました（写真❽）．眼科用の小鑷子などで，爪の下から取ろうとしてもぽろぽろ折れてしまって取れず……．そこで熱したゼムクリップを使って，ウニのとげの一番奥のあたりに穴をあけて（写真❾），その穴から先に押し出して無事完治．写真❿

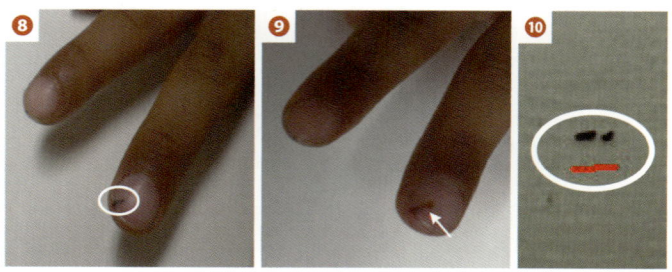

ウニのとげ抜き．爪に穴をあけてそこから押し出した．治療そのものは痛くない．

は取れたウニのとげです．

　この患者さんでの反省点は，5歳の男の子の目の前でゼムクリップをアルコールランプで熱してしまったこと．ちょっとビビッて，泣いてしまいました．痛くない処置なので，怖がらせないように隠してクリップを熱すれば，泣かずにすんだのかも．

column

春先のアワビのツノワタを食べるとネコの耳が落ちる?!

　離島なので海の幸は盛りだくさん．魚もおいしいですが，サザエ，アワビももちろんいただきます．サザエなどは島外から入ってくる肉よりも安いこともあるので，常に身を剥いたものが冷凍庫に入っています．刺身，壺焼きなどはほんのちょっとしか食べません．炒めものはもちろん，島じゃ常識「サザエカレー」．いい出汁がでて，おいしいですよ．さすがにアワビはやや値が張りますが，それでもその辺の海に結構います．

　実は，島の人はアワビもサザエもぜいたくに身の部分だけ食べて，いわゆるしっぽはほとんど食べません．ある4月にアワビのキモを食べて顔面・体幹に疼痛を伴う大浮腫の状態で救急受診された患者さんがいました．地元の看護師や漁師も「アワビのキモでなんかあたるわけないわ」と口をそろえて言っていましたが，調べてみるとありました．アワビの中腸腺で光過敏症があるんです．潜り漁が7月に解禁になるために，4月にはアワビの流通はごくわずか．しかも中腸腺（緑色のいわゆるキモ）を生で食べて，かつ光に当たらないと症状が出ない．地元の人も知らなかったわけです．東北地方では古くから「春先のアワビのツノワタを食べるとネコの耳が落ちる」という言い伝えがあり，漆にかぶれたようになって，特に耳がかゆく，耳が落ちるくらい掻くといわれているそうです（橋本芳郎, 1977）．

・橋本芳郎．（1977）．魚介類の毒．学会出版センター．

しゃっくり

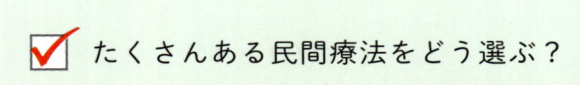

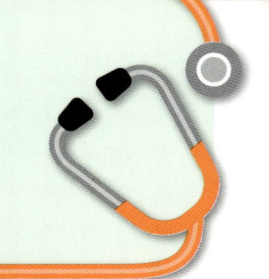

✓ たくさんある民間療法をどう選ぶ？

用意するもの → **水を入れたコップ，柿のヘタ**

吃逆（しゃっくり）はがんの浸潤や脳の病気で非常に難治性のものもありますが，日常診療で出合うほとんどは器質的な疾患のないものです．びっくりさせるとか，息を止めるとか，コップの水を飲むとか民間療法もいろいろあります．

◉ カギは舌咽神経・迷走神経への刺激 ◉

「コップの水を，おじぎをしながら，遠位側に上唇をつけて，上口蓋側から水を飲む（写真❶）と瞬間的に止まる」という田舎のおばあちゃん法は，意外とみんな知らないような気がします．私が以前勤務していた日野谷診療所では定番でした．上口蓋，咽頭への舌咽神経・迷走神経刺激になっているのだと思います．

ちょっと乱暴ですが，舌圧子で咽頭後壁をグッと押して，「オエッ」といわせて止めるのも同じ系統でしょう．両耳の穴に人差し指を入れるというのも舌咽神経・迷走神経の知覚枝が外耳道に分布することによると思います．眼球圧迫法や頸動脈洞マッサージは迷走神経刺激による治療法です．

息を止めるとか紙袋で呼吸するとかいう方法は，血液中の二酸化炭素濃度を上げて止めるということで，泣きすぎたり笑いすぎたりして過換気の

しゃっくりを止める「田舎のおばあちゃん法」.

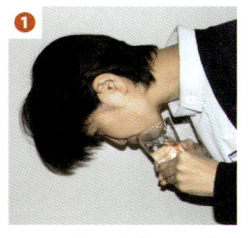

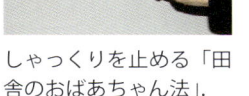

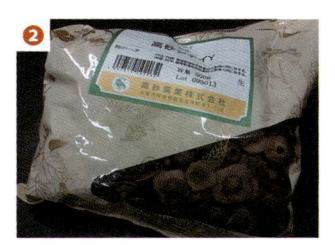

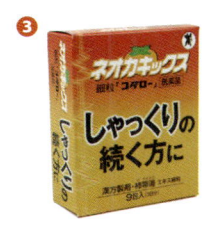

状態で起こったしゃっくりには，特に有効なのではないかと思います．

◉ 最後の頼みは柿のヘタ ◉

どうしてもおさまらないときは柿のヘタです．煎じて飲むと有効といわれています．柿蒂湯（してぃとう）という漢方処方があり，つくり方がインターネット上に掲載されています（中高年に多いシャックリの止め方 http://allabout.co.jp/gm/gc/299707/3/）．

まず，熟して落ちた柿のヘタ（もしくは柿蒂，**写真 ❷**．500g 1,800 円で漢方薬局で販売されています）を数枚用意します．香辛料のクローブ（丁子）1〜2g，生しょうが 5g とともに 200mL の水で煮込む．煮詰めて分量が半分くらいになったら，表面のカスを茶漉しで取り除いて完成．とはいいながら，なかなか自分で煎じてつくる人はいませんよね．実は小太郎漢方製薬から柿蒂湯エキス製剤として発売されています（**写真 ❸**）．困ったときには試してみてください．

なお，しゃっくりの連続ギネス記録は 68 年間だそうです．米国アイオワ州出身のある男性は，1922 年から 1990 年まで約 68 年間しゃっくりをし続け，しゃっくりをしながらも普通の生活を続けました．

指のトラブル
── 指輪はずしと湿疹治療

☑ 指輪は糸で，湿疹は夜治す

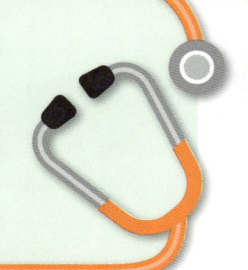

用意するもの：裁縫用の木綿糸，パウダーフリーのゴム手袋

　指輪がはずれなくなったときどうしますか？　リングカッター（6,000〜12,000円，**写真❶**）というのがあって，これを使うと指輪を切断できます．実はリングカッターは，消防署に置いてあります．救助用の道具の1つということなのでしょうか．消防署に行くとすぐに貸してくれます．うちの病院では救急外来に置いてあります．**写真❷**のように使うんですけど，実際に使うことはほとんどありません．なぜか？　別の方法を知ったからです．それより何より，大切な指輪を切断するという一大事を回避できます．

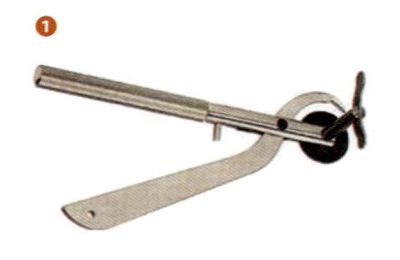

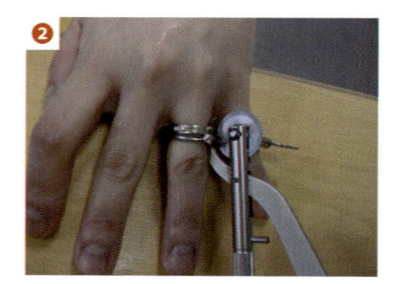

❶

❷

リングカッター．消防署に常備されている．

●「指輪がはずれない」という訴えには糸巻き法 ●

　まず，裁縫用の木綿糸を指輪と指の間に通し（写真 ❸），それから近位（MP 関節）から遠位（PIP 関節）方向へ，糸が 1 本ずつ重ならないようにぐるぐると巻きます（写真 ❹）．糸で指を締めつけることで細くすることができます．その後，近位側の指輪の下を通してある糸を指先方向にゆっくり引っ張りながらほどいていくと，指輪が糸 1 本分ずつ移動していき，最後は関節を越えてはずすことができるようになります．

　指輪はずしには石けん水をつけるとかいろいろな民間療法がありますが，この木綿糸を使う方法でほとんどがはずれます．今のところ，この方法ではずれなかったことはありません．ただし「指輪がはずれません」というレベルで来てくれればこの方法ですみますが，たとえば指輪のストーン（石）が引っかかって，肉までガーッと剥けたデグロービング損傷の状態で来た場合には治療優先．迷わずリングカッターで切ったほうがいいと思います．そうじゃないときはコレ．なんという治療名なのかは知りません．うちでは糸巻き法って呼んでいます．

　写真 ❺は 90 歳のおばあさんですが，手を打ったために腫れてしまい，指輪をはずそうと思ってもはずれないとのことでした．ちなみに糸をびっしり巻くと間違いなくはずれますが，めんどうくさくて大変なので，このくらいのゆるめに巻いても大丈夫．ところで，診療報酬上の請求はどのよ

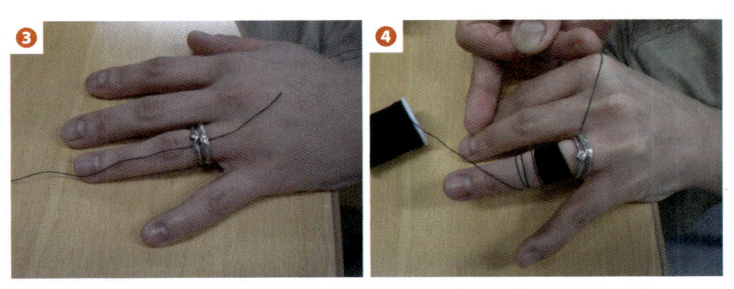

糸巻き法のやり方．糸で指を細くして，指輪を徐々に移動させていく．

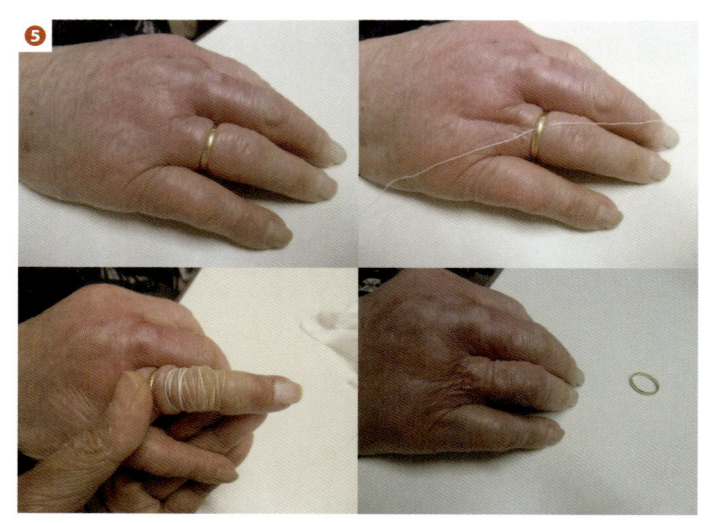

手が腫れて指輪がはずれなくなった90歳の女性．糸の巻き方はこのくらいゆるくても大丈夫．

うに算定したらいいでしょうか……．

◉ 湿疹は夜治す ◉

　指の湿疹（**写真 ❻**）はどうしますか？　指に薬を塗る？　まあ，そうなんですが，薬を塗ったまま放っておいても，すぐその辺についちゃうので効き目は少ない．それで用意するものはパウダーフリーのゴム手袋とはさみです（**写真 ❼**）．

　まず，ゴム手袋の指の部分の根元と先端を切って（**写真 ❽**），薬を塗った指にはめる（**写真 ❾**）．これだけ．密閉療法になるので，ワンランクからツーランク上のステロイドの効果が出て劇的に治ります．ただし汗がたまるので，臭いのが難点．汗疱が出やすい体質の人には汗疱必発，あまり使えません．でも，その湿疹のほうがひどくて，汗疱を辛抱してでも治すという場合には，いいと思います．特に効果的なのは夜ですね．先の破け

た指サックみたいなのをつけて仕事をしていたら，職場で「何しとん？」って言われますし．薬を指に塗ってそのまま寝たら，布団やパジャマが薬を吸ってしまうけど，これなら大丈夫．「湿疹は夜治す」．はい，名言が1つ出ました．

　ちなみに，この方法はやけどの痛みや，指切断後の慢性痛（神経障害性疼痛）にも応用できます．内服の痛み止めではなかなか鎮痛効果が得られませんが，キシロカイン®ゼリーを塗って，ゴム手袋で密封すれば高い効果が得られます．局所痛なら第一選択の方法です．もちろんキシロカイン®中毒には注意してください．

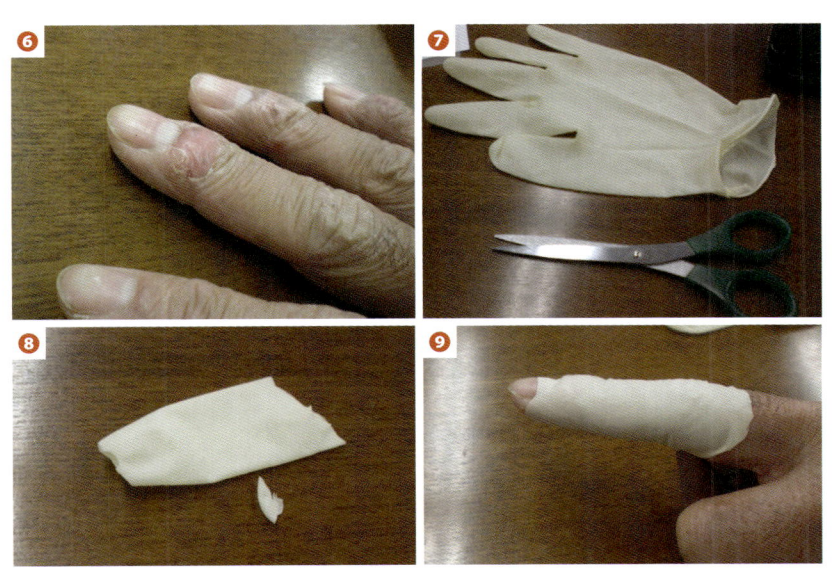

手の湿疹にはゴム手袋を利用した密閉療法が効果的．特に夜間がお勧め．

軟膏の量の指導

☑ 1FTU という単位を使おう

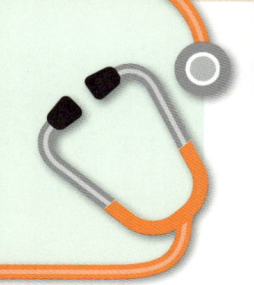

用意するもの → **自分の指**

　湿疹の治療のときに，どのように指導していますか？

　皮膚の状態は自分で見えるので，患者さんの目は厳しいです．軟膏処方をしてもなかなかきちんと塗ってもらえず，自己判断での休薬や中断がよくあります．たいていの患者さんの自宅には，たくさんの余った軟膏が置いてあります．以前に往診で訪問したお宅で，おかきの空き缶に100本くらいの軟膏をため込んでいる方がいて（ちなみに私の処方した軟膏ではありません），それをステロイドの強さ順にグループ分けして使用法を指導した覚えがあります．適切な薬を選択することはもちろんですが，適切な量，予想される経過を患者さんに伝えることが重要です．

　なかでも，わりとできていないのが適切な軟膏の量の指示です．「うすーく」といっても，人によって受け取り方はずいぶん違います．アトピー性皮膚炎など範囲が広い湿疹の指導のときには特に重要です．

● 日本の軟膏容器の口径は意外と小さい ●

　軟膏の分量には1FTU（one Finger Tip Unit）という単位を使いましょう．これは人差し指の第一関節から先に軟膏を絞り出した量を基準とします．LongとFinlayが報告した1つの単位です（Long CC, Finlay AY,

1991).1FTU を両手のひらの面積に塗るのが正しい分量とされており，この FTU を単位にして，各部位への塗布に必要とされる軟膏量が図示されています（図 ❶）．

　1FTU は口径 5mm の軟膏容器から出した量に換算すると 0.5g になるといわれています．どれどれ，と思って実際に私が測ってみたところ，0.5g にはならずに平均 0.3g でした（写真 ❶）．実は日本でよく使われるステロイドの 5g 軟膏は口径が小さいのです．実際にプロパデルム® の 5g 容器の口径をノギスで測ってみると 3.3mm でした（写真 ❷）．ヒルドイド® ソフトやインテバン® クリーム，マイザー® の 10g 容器などは，口径を測ってみると確かに内径が 5mm（写真 ❷）なので，これらの薬剤であれば 1FTU で 0.5g になります．というわけで，やや少なめの 1FTU

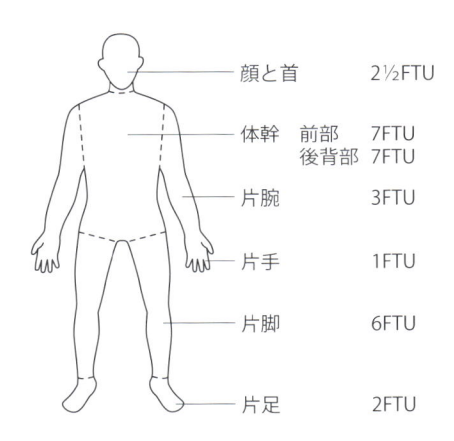

顔と首	2½FTU
体幹 前部	7FTU
後背部	7FTU
片腕	3FTU
片手	1FTU
片脚	6FTU
片足	2FTU

図 ❶　軟膏の必要量
1FTU（5mm 口径，0.5mg）を 1 単位としたときに必要とされる軟膏の量．

❶ 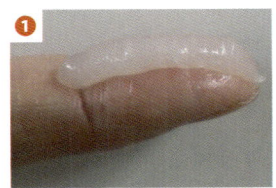
プロパデルム®：0.5g 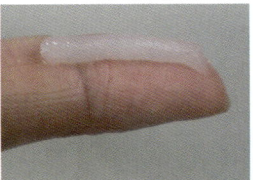　　ロコイド®：0.3g 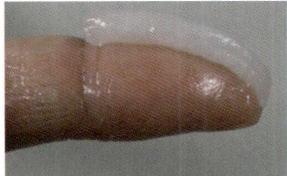　　マイザー®（10g 容器）：0.5g
代表的な軟膏の 1FTU．日本の 5g 軟膏容器では平均 0.3g．

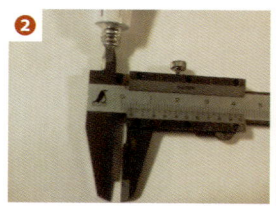

❷

プロパデルム®5g 容器：
口内径 3.3mm

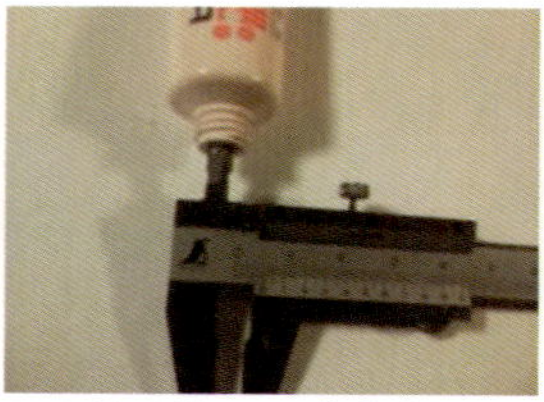

ヒルドイドソフト® 軟膏
25g 容器：口内径 5.0mm

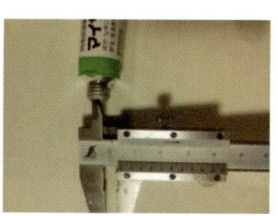

マイザー® 軟膏 10g 容器：
口内径 5.0mm

各種軟膏の容器の口内経．種類により大きさに幅がある．

で片手のひら分，第一関節を越えるような，少し多めの 1FTU で両手のひらの分の量となります．

・Long CC，Finlay AY．（1991）．The finger-tip unit--a new practical measure．*Clin Exp Dermatol* 16（6）：444-447．

column

自慢の料理はいただきます

　島に来てからの私の変化は，手帳を持たなくなったこと．離島では島にいるのが仕事といった面があり，たいてい島にいます．狭い島ですから，島内にいれば連絡がつきます．また予定表が埋め尽くされることはないため，自然と手帳は手放してしまいました．

　次に，時計をしなくなりました．朝起きて，子どもを保育園に送りに行って（去年でやっと 15 年の保育園送り迎えも終了）出勤したら，夕方帰宅して，という非常に規則正しい生活をするようになり，体内時計に従っているからです．

　さらには財布も持たなくなりました．外食する機会も場所も限られているため「うちごはん」が基本です．しかも魚も野菜も現物で届きます．「うちは共働きなのでたくさんの現物支給は困ります．皿に載せたら食べられる状態でお願いします」と健康教室で住民教育をしています（笑）．

脱臼系
―― 肘，あご，肩，股関節

☑ はずれました！　リラックスが最重要

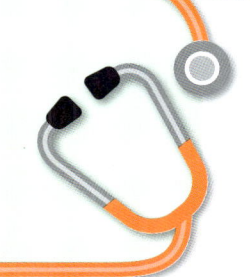

用意するもの　リラックスできる環境・雰囲気

　地域医療の救急で定番の脱臼についてです．どの脱臼整復も患者さんにリラックスして力を抜いてもらうことが一番大切です．痛みや緊張で力が入ってしまうと，治るものも治らなくなってしまいます．

◉ 肘内障の整復は盆踊りの手つきで ◉

　肘の脱臼とか，橈骨頭の亜脱臼とかいわれますが，基本的には骨の位置は変わっておらず，輪状靱帯が回外筋とともに腕橈関節内へ巻き込まれている状態です（図❶）．1〜4歳くらいの歩き始めの幼児が腕を急に引っ張られることで発症します．「引っ張られた」という受傷機転がはっきりしている場合にはX線撮影不要．しかし，引っ張られた病歴は全体の半分しかなく，「寝ていてゴロンゴロンしていたら，急に」とか「きょうだいで遊んでいたら」というのもよく経験します．転倒後も少なくありません．これらもX線撮影不要．ただし，受傷機転が不明の場合や圧痛，腫脹，皮下出血などがある場合は，骨折を疑ってX線撮影が必須です．

　肘内障は橈骨頭を包んでいる輪状靱帯が回外筋とともに腕橈関節内へ巻き込まれている状態なので，診断の結果，肘内障であると確定したら，橈骨頭に指を当て，回内でも回外でも，必要なら肘の屈曲を加えて橈骨頭を

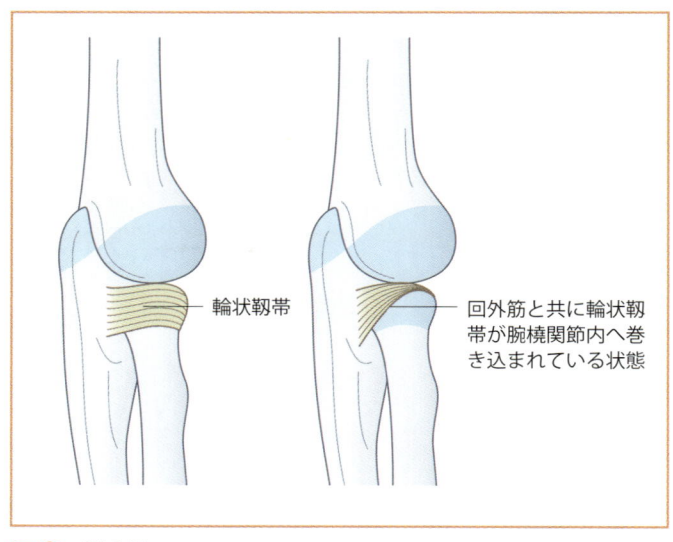

図 ❶ 肘内障
輪状靱帯が回外筋とともに腕橈関節内に巻き込まれている．

　動かしてやると整復されます．わかりやすいのは盆踊りの手つきです．患側の肩を 45°くらい屈曲，肘を 90°屈曲．術者は橈骨頭に指を当てて，肘を外旋させてさらに屈曲すると整復されます．このときに健側の肩を屈曲内旋，肘を伸ばせば，ほら，盆踊り．泣き止んだ後，お菓子や飴，シールなどを頭の上に掲げて，手を伸ばして取れれば OK です（取ったお菓子類はその子にあげましょう）．そこで手を上げられないようであれば，X 線撮影が必要かもしれません．

　秋田市にある城東整形外科の皆川洋至先生は，超音波で肘内障を診断，整復を動画でとらえました．皆川先生は回外筋の腕橈関節内への引き込みのエコー所見を J サインと名付け，併せて輪状靱帯の消失，滑膜ひだの巨大化をもって輪状靱帯脱臼像としてとらえ（**写真 ❶**），特異度・感度ともに 100％と報告しています．また，整復禁忌となる骨折時の肘関節腔内高エコー像による感度は 80％としています．動きのなかで病態をとら

❶ a　　　　　　　　　　　　　b

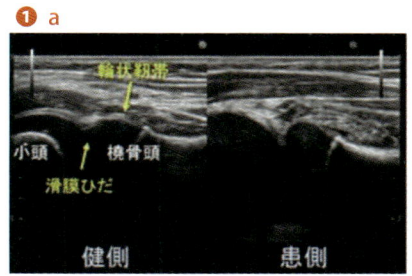

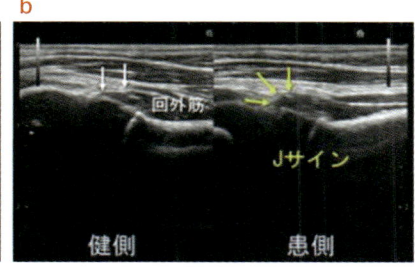

肘内障のエコー所見．a は輪状靱帯の消失と滑膜ひだの巨大化．輪状靱帯が腕橈関節内に脱臼した結果，画像上は橈骨頭表面の帯状高エコー像がなくなり，滑膜ひだが正常より大きく見える．b は J サイン．輪状靱帯から起始する先細りの回外筋が，輪状靱帯とともに腕橈関節内へ引き込まれ J 字形を示す（写真および所見記載ともに城東整形外科・皆川洋至先生より提供）．

えると，肘内障は輪状靱帯脱臼という病名に切り替えたほうがよいのではないかと考えると述べられています（皆川洋至．2011）．

● 下顎の脱臼にはヒポクラテス法を ●

　下顎の脱臼は片側か両側かは別にして，ほぼ前方への脱臼です．施術は有名なヒポクラテス法．患者さんを椅子などに腰かけさせたうえで頭部を固定し，術者は両方の親指を奥歯に置いて，口の外の両手の他の指で下顎を持ちます（図 ❷）．この状態で，患者さんに力を抜いてもらって，とにかく臼歯を下方へ押し下げます．そしてほんの少し後方へ導くだけでカポッと入ります．

　この方法で困るのは歯のないおばあさん．歯茎のみだと滑ってなかなか力が入りません．粘膜なので，力を入れすぎると傷ができて出血します．残念ながらこれに対していい解決策はいまだ見つけられておりません．いずれにしても力が抜けなければ，鎮静剤を使うしかないでしょう．

　と，ここで前出の小林先生（六ヶ所村尾駮診療所）から，下顎の脱臼の整復について，いくつかアドバイスをいただきました．

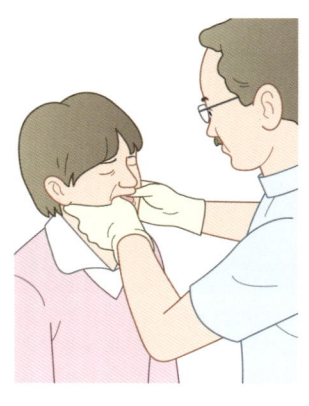

図 ❷　ヒポクラテス法の持ち方
術者は両方の親指を奥歯に置いて，他の指で下顎を持つ．

　歯のない人には歯科用の簡易マウスピースを当てるのも一案．そのほかの方法としては，顎関節脱臼は前方だけでなく外側にも転位しているため，外側に飛び出た顎関節突起を両手の手のひらで軽く押しながら，大きくあくびをしてもらった状態でつばを嚥下してもらう（同時に少し顎関節突起上方から下後方に押す）のもよいです．

とのことです．小林先生が考えた方法ですが，あくびをすると筋緊張もとけますし，意外と入るそうです．

◉ 肩の脱臼整復はいろいろ ◉

　次は肩の脱臼．外傷による脱臼の場合は，まずは X 線写真で骨折のないことを確認．反復性の脱臼は外旋，外転で前方にはずれています．前方脱臼以外は見たことがありません．ヒポクラテス法やゼロポジション法，肩甲骨回内法などいろいろな方法がありますが，いろいろあるということは決め手がないということかもしれません．
　個人的には力を抜いてもらって，牽引しながら少しずつ外旋を加えて屈曲していくゼロポジション法が一番お気に入りです．それでも力を抜けな

い人には難しい．p.148以降で説明しますが，エコー下腕神経ブロックを会得してからは苦労することはなくなりました．ブロックが効いて痛みがなくなり，力が抜けさえすればどの方法でも入ります．ただし，ブロックする前に神経症状をきちんと確認しておく必要があります．麻酔が切れた後にも再度確認が必要です．腋窩神経が損傷すると三角筋麻痺のため肩外転不能となり，三角筋部の知覚麻痺が起こりますし，筋皮神経に障害が出ると前腕外側の知覚麻痺が起こります．また上腕骨大結節の骨折を起こしている場合があるので，整復後に正面と上腕骨外旋位で大結節を描出したX線撮影にて骨折の有無を確認する必要があります．また，上腕動脈や橈骨動脈を触知して腋窩動脈の損傷のないことも併せて確認しなければなりません．

◉ 症状に欠ける高齢者の脱臼や若年の反復性脱臼に注意 ◉

ときどきお目にかかるのが，超高齢者や認知症の人で，いつから起こっていたのかがわからない肩関節脱臼や，介護者が変だと気づいてX線写真を撮ったら脱臼が確認される陳旧性脱臼．神経ブロック下に整復したり，どうしても戻らなくて整形外科へ紹介して手術をしてもらったりしましたが，再脱臼した例があります．痛みがなくて手が上がる超高齢者，認知症の人の脱臼には，無理に手を出さないのが正解だと思います．

30歳以下では反復性脱臼になる確率が高いといわれています．脱臼は肩関節を支持する軟部組織損傷が必発で，40歳以下では下関節上腕靱帯断裂による反復性脱臼が問題になり，40歳以上では腱板断裂が問題になります．40歳以上の患者さんでは整復後超音波で腱板断裂の有無をしっかり診断する必要があります（皆川洋至，2008）．

◉ 肩脱臼整復後の固定をどうするか ◉

脱臼後は関節包，関節唇などの損傷を最小限にするために3～4週間にわたり固定をします．以前は下垂内旋位で固定（いわゆる三角巾固定）

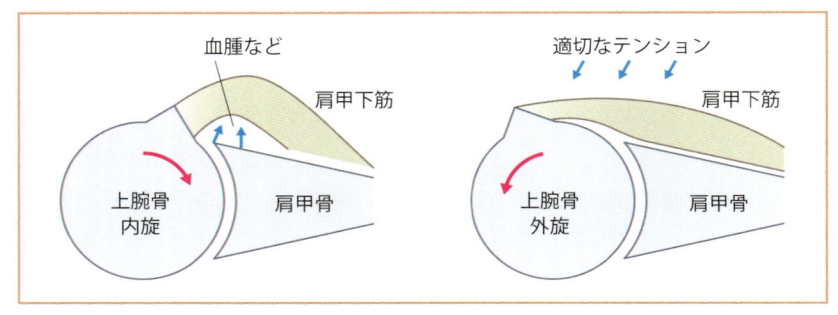

図 ❸　上腕骨の内旋と外旋による周囲軟部組織の状態（左肩を上から見たところ）

していましたが，内旋位では関節包，関節唇が適切な位置に収まらないことがわかっています（図 ❸ 左）．一方で外旋位固定では損傷した関節唇が肩甲骨の頸部（関節窩）に密着した状態が確認され，関節包も肩甲骨の頸部に整復され，肩のインナーマッスルの一部である肩甲下筋を含めた軟部組織が適度に緊張した状態を示したとされています（図 ❸ 右）．外旋位固定で肩脱臼の再発率が下がることは明らかですが，外旋位（いわゆる前にならえの状態）のまま1か月間過ごせるかどうかは難しいところです．つまるところ外旋位固定がベスト．ムリなら内旋位固定よりも，何もしないほうがいいのかもしれません（Itoi E, 1999. Itoi E, 2007）．

● 股関節の脱臼整復は力持ち3人がかりで ●

　股関節の脱臼のほとんどは過屈曲による後方脱臼です．X線写真で診断します．骨折のないことを確認．整復にはできれば力持ち3人が必要です（写真 ❷）．第一助手は仰臥位の患者さんにまたがって，全力で骨盤を押さえつけます．第二助手は健側の足を外旋外転位，膝屈曲位で固定．術者は患側の膝を90°屈曲位で抱えるように持って，下腿は術者の股の間．腰を沈めて準備．渾身の力を込めて垂直に上に向かって引き揚げます．ボコッという音とともに整復されます．万全の態勢の準備と患者さんにリラックスしてもらえるかどうかがこの方法のキモです．

Part 1 外来診療小ワザ集

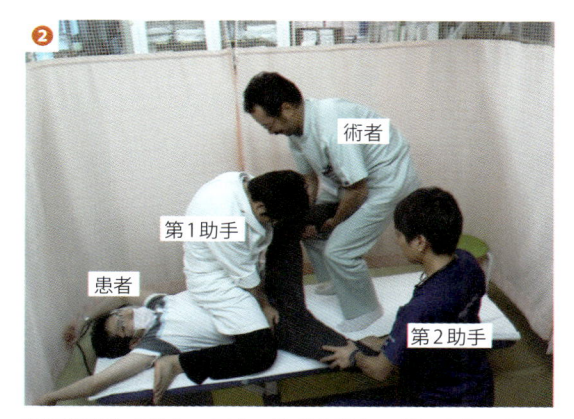

股関節脱臼の整復．万全の準備を整えて行いましょう．

- 皆川洋至（2012）．整形外科超音波画像の基礎と臨床応用―見えるから分かる，分かるからできる―．日本整形外科学会雑誌 86（11）：1057-1064．
- 皆川洋至，木島泰明，冨岡　立．（2008）．肩関節に対する実践的保存療法のコツ 外傷性肩関節脱臼の保存療法．Mon Book Orthop 21（10）：7-15．
- Itoi E，Hatakeyama Y，Urayama M，et al．（1999）．Position of immobilization after dislocation of the shoulder. A cadaveric study．J Bone Joint Surg Am 81（3）：385-390．
- Itoi E，Hatakeyama Y，Sato T，et al．（2007）．Immobilization in external rotation after shoulder dislocation reduces the risk of recurrence. A randomized controlled trial．J Bone Joint Surg Am 89（10）：2124-2131．

釣り針の抜針

☑ 基本は「進める→切る→戻す」．でも発展形もアリ

用意するもの　糸，18G ピンク針，キシロカイン®

　「釣り針が刺さった」といって来院する患者さん，頻度は少ないけど，たまにいます．針には「かえし」があって，そのまま引っこ抜くことができません．さて，どうやってはずしたらいいでしょう？　切開してひねり出す？　それでもとれますが，大がかりになって大変です．

◉ 基本的だが傷が増えてしまう「進める→切る→戻す」 ◉

　一般的にいわれているのは「進める→切る→戻す」という方法．これは思い切って釣り針を押し込んで先端をオモテに出してしまい，かえしを切り落としてから戻すように抜く方法です（図❶上）．あるいは「進める→切る→進める」という方法もあります．これは釣り針を押し込んで先端をオモテに出すところまでは一緒ですが，そのあと針の根元を切り落として，かえしのある先端側から引っこ抜きます（図❶下）．

　2パターン紹介しましたけれど，いずれの方法も新しく傷をつくってしまっていますし，釣り針も使えなくなってしまっています．それに，針を進めた先に骨がありました，神経がありました，あるいは動脈がありました，となると途中でどうしましょう！　となってしまうので，たいへん困ります．

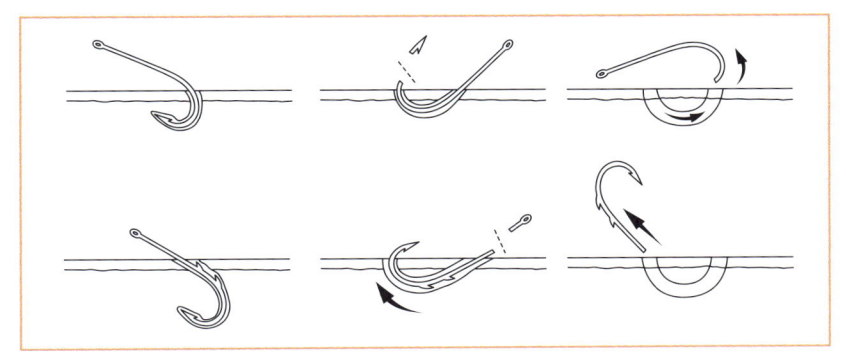

図❶　釣り針の抜針の基本形
上は「進める→切る→戻す」，下は「進める→切る→進める」.

◉ 釣り人に喜ばれる String-Yank Technique ◉

　こうした問題が起こらない方法というのが，うちの病院でも採用している String-Yank Technique という技です（図❷左）．AMERICAN ACADEMY OF FAMILY PHYSICIANS のウェブサイト（http://www.aafp.org）に載っているので，アメリカ人の多くは知っています．でも，訳した日本語版はないので，日本語でネット検索しても引っかかりません．余談ですが，インターネット上の情報量は日本語は英語の 1％以下です．ちょっとどうかな？　と思ったときには，英語で検索してみると欲しい情報が出てくることが往々にしてあります．

　ほとんどの釣り針はこの方法で取れます．こんなので取れるのか？　と思うけれど，取れます．うちの病院でやるときは，患者さんが痛かったら嫌なので，まずキシロカイン® 1mL 弱をツベルクリン反応用の注射器にとって，釣り針の刺さっている穴から注射針で挿入します．キシロカイン® が入ることで局所麻酔が効いて，もうまったく痛くない．しかも新しい傷はつくらない．そして，根元のほうを指で押さえて釣り針の角度を変え，釣り針にかけた糸を手首のスナップでぴんっと抜くだけで終了（図

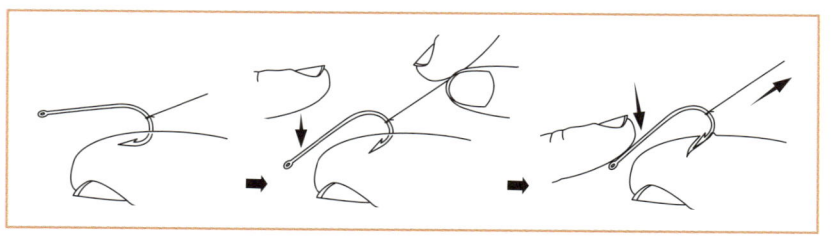

図❷ String-Yank Technique
釣り針の根元を指先で押さえ，スナップをきかせて針にかけた糸を引き抜く．

指に刺さった釣り針を糸を使って抜く

ベンドに太い糸をひと巻きし，小さく切った粘着テープでループを作る

ベンドが隠れるくらい，シャンクの全長をカバーするつもりで押さえる

スナップを効かせて一気に引き抜く

引き抜く方向の反対に向けて，針が刺さった所の周辺の皮膚を引っ張っておく

（illustrated by Masatoshi Murakawa）

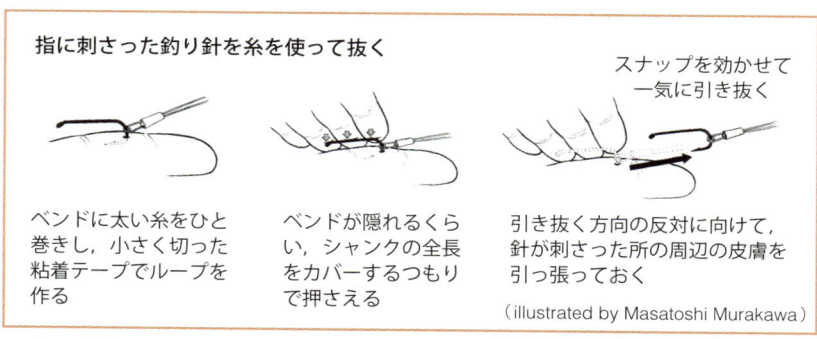

図❸ 末永先生によるString-Yank Techniqueのコツ
釣り針の根元を指先で押さえ，スナップをきかせて針にかけた糸を引き抜く．

❷右）．何度もいいますが，こんなので取れるのかと思うけれど，取れます．この方法の何がいいかというと，簡単で新しい傷をつくらないというほかに，釣り針を切らないので，大事なルアーの針も残すことができる点です．患者さんに喜ばれます．英語でYouTube®検索をすると，体のでかい素人のアメリカ人が「Oh!」と言いながら，この方法で釣り針をはずしている動画がヒットします．

　釣り針はずしの文献をいろいろ探していたら，見つけました．医学書ではなくて，『フライの雑誌』1999年，初冬号．フライフィッシングをするわけではないのですが，わざわざバックナンバーを取り寄せました．茨

城県の末永仁先生が「信じる者は救われる，ヒトの体に刺さった釣り針は糸で抜く」と題し4ページにわたって投稿されています．かなり詳細にかつひと工夫加えて，紹介されていました（図❸，末永 仁，1999）．

◉ 太い釣り針が刺さったらどうするか？ ◉

それ以外に，太い針が足などに刺さったときの裏ワザ．この場合は，18G ピンク針でかえしのところに迎えに行きます．迎え針をかえしにかぶせる，つまりかえしをなくしてしまってから，抜く．この「迎えに行って，抜く」のが Needle Cover Technique という方法です（図❹）．この Needle Cover Technique も AMERICAN ACADEMY OF FAMILY PHYSICIANS のウェブサイトに載っています．見つけたときは感動しました．

5年くらい前なんですけど，Needle Cover Technique を紹介するスライドをつくって，うちにいた若い医者たちに「お前ら知っているか？」と自慢げにいったら，そのとき同席していた後輩の山之内君に「それ，『Dr. コトー診療所』に載っていますよ」と言われて，ガクッときました……．彼はそのころ漫画の『Dr. コトー診療所』を読んでいて，ちょうど直前に見かけたそうです（図❺）．

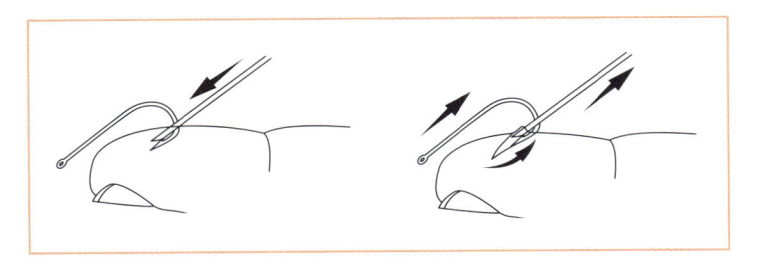

図❹　Needle Cover Technique
迎え針をしてかえしをなくす，感動的な方法．

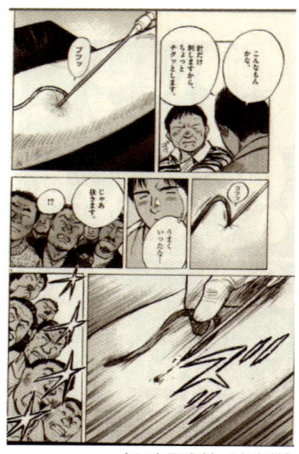

図 ❺　Dr. コトー診療所の一場面
（©山田貴敏／小学館）　Needle Cover Technique が使われている．

- 末永　仁．（1999）．人の体に刺さった釣り針は糸で抜く．フライの雑誌 48：68-71．
- 山田貴敏（2010）．Dr. コトー診療所 第 25 巻．小学館．p134．
- Gammons MG, Jackson E．(2001). Fishhook removal. *Am Fam Physician* 63 (11)：2231-2236.

column
患者さんの評判

　いろいろな新しい治療法を試してみたときに，その治療が患者さんにとってよかったとしても，患者さんは治ってしまえばもうその医療機関を訪れません．逆に，すごく痛かった，悪かった，よくならなかったというときも，やはり患者さんは来なくて，よその医療機関に行ってしまいます．医者の立場としては，自分のしたことがよかったのか悪かったのか検証できないというのは，フリーアクセスの問題点といえます．しかしうちの病院の場合，島の人はここに来るしかないから，次も必ず来る．小さなコミュニティなので，どこかで会ったときも雑談のなかから患者さんの声を聞くことができます．スーパーで買い物をしている最中に患者さんに会うと「先生，この前はラクにならへんかったよ」と言われるので，「ごめんごめん．じゃあ，今度は別の方法でやってみるわ」と言って学習することができるのが，この環境の大きなメリットだと感じています．

虫刺され，毒魚，そしてエピペン®

☑ デルモベート®を塗っても，痛みはとれない

用意するもの → **ステロイドと痛み止めいろいろ，エピペン®**

　「ハチに刺されました」「ムカデにかまれました」って痛みを訴える患者さんが来たらどうしましょう？　ものの本にはよくデルモベート®塗布と書いてあります——だから医者もデルモベート®軟膏を処方する．患者さんにしてみれば，大きな病院に行って「刺されたんです．痛いんです」って訴えたら，医者に「薬を出しますので，それ塗ってください」とデルモベート®を処方されて，それを塗ってみた．でも痛い．けれど病院まで行って，医者に「これ」といわれたのだから最良の治療法なのだろう．「しゃあない」と思って耐えている——こんなことがままあります．

　残念ながらデルモベート®を塗っても痛みはとれません．鎮痛にはまったく意味がない．気の利いた医者なら痛み止めの飲み薬や座薬が一緒に処方されますけれど，気が利かないと塗り薬だけで終わりです．患者さんは痛くて一晩中眠れません．医者としてはデルモベート®以外に，きちんと痛みをとるための治療や処方をしなければなりません．

　患部が指で，なおかつ腫れが関節を越えていなければ，1%キシロカイン® 0.5mL＋リンデロン® 2mgの薬液 0.5mLをツベルクリン反応用の1mL注射器で局所注射．これで痛みは和らぎます．腕，足ならキシロカイン®の分量をもう少し増やします．

◉ 痛みがきついのは毒魚系 ◉

　刺された痛さでいうと，昆虫類より毒魚系がきついと思います．うちの病院は島にあるので，岸壁からだとゴンズイ，アイゴ（島根ではエノハといいます），エイ．潜りだと，クラゲ，オニオコゼ，ダルマオコゼ，ハオコゼ，この辺が危険ですね．これらのうち死に至った報告があるのはエイとダルマオコゼ（橋本芳郎，1997）．エイのしっぽのとげに毒があることは，釣りをする人ならだいたい知っていると思いますが，知らない人だと魚が釣れたときに触っちゃいますよね．オニオコゼに刺されてプレショックになった人は16年間で2人診ました．素潜りで貝を採るときに海の底に足を着けたら，足の裏を刺されたそうです．上がってきたら気持ち悪くなって，フラフラになりながら船にたどり着いて，来院したときには血圧が70mmHgでした．

　そのほかにも，岸壁で釣りをしていた観光客がアイゴを釣って，毒魚だと知らずにヒレを触り，大騒ぎになったことがあります．夕方，痛い痛いと騒いで来院した体の大きな中年男性にステロイドと局所麻酔をしたら，「あぁ，ラクになりました〜」って，別人のように晴れ晴れとした表情になったので，ロキソニン®も出して宿に帰りました．そうしたら，夜9時くらいになって，また「いってー！」って大騒ぎしながら来院．どうやら体が大きくてロキソニン®が効かなかったらしく，「もう1回アレやってください」って懇願するので，2回目の局所麻酔を打って帰しました．もう大丈夫だろうって思っていたら，夜中の1時くらいにまたまた「いてーよー」って大騒ぎしながら来たので，「もう入院して．入院！」と言って，なんせ体が大きいからボルタレン®の50mgの座薬を入れて，朝帰しました．痛み止めとしては，局所麻酔はもう圧倒的です．薬のアレルギーがあるとダメですが，やっぱり痛いのはよくないので，可能な限りとり除くべきでしょう．

◉ 魚に刺されたら冷やす？ 温める？ ◉

　医局で書籍など資料を揃えて魚介類の毒について研究してみたところ（**写真 ❶**），わかったことは「魚の毒についてあまりにもわかっていない」ということでした．毒は海水中でアクティブなわけで，空気中にもってくると失活するものが多い．しかも，魚介類の毒は，少量しか採れない．だから刺されると死ぬような猛毒についてはわりと研究されているけれど，痛いだけの場合はほとんど解明されていないんです．

　魚に刺されたときに「温めるのか？　冷やすのか？」という議論がありますが，最初は温めます．魚の毒は基本的に蛋白毒なので温めると失活します．ただ，痛くてしびれているときに熱いところに入れたらやけどしてしまうので，傷口と反対側をお湯につけて熱さを確認しながら，やけどするぎりぎりの 44〜45℃ くらいのところで入れるのが基本．腫れきってしまった後は冷やしたほうがいい．魚以外ではムカデの毒も同様．蜂毒も基本は同じです．アシナガバチ系は特にお湯が有効です．お湯の量を節約する方法としては，ペットボトルにお湯を入れて使用するのがオススメです．湯を沸かして，ペットボトルに入れて，熱いタオルで巻いて患部に当てる．タオルは数分でぬるくなるが，ペットボトルは 10 分以上熱さを維持できるので．

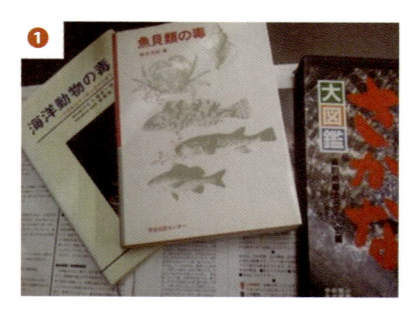

❶ 死に至る猛毒以外の魚の毒に関しては未知なことが多い．

● クラゲの刺胞にご用心 ●

　ただし，クラゲの場合はちょっと異なります．クラゲの触手には刺胞という毒針の入った器官があって，刺激があるとそこから毒針がプシュッと出て刺す．だから刺胞を刺激しないように，まずはそーっと海水で洗い流す．最悪なのはクラゲに刺されたからって，砂で触手をガーッとこすり取ろうとしてしまうこと．そんなことしたら刺胞から針がプシュッ，プシュッと出まくるので，そーっとなでるようにクラゲの触手をはがさないといけません．

　隠岐周辺にいるクラゲで一番毒がきついのはカツオノエボシ．この毒は60℃，5分で失活します．なので，温めるのがいいでしょう．本によっては温める／冷やすと両方書いてありますが，たぶん意味としては，急性期は温めて，少し時間が経って腫れをおさめるために冷やすということだと思います．3ページ前で，痛みをとるのにはまったく意味がないと書いたデルモベート®軟膏は，腫れをおさめるためには意味があります．

　隠岐周辺の海にはいませんが，沖縄で7〜8年前に子どもがハブクラゲに刺されて亡くなった例が報告されています．沖縄，奄美あたりでは，海水浴場にはハブクラゲネットが張られて，食酢が置いてあります．この酢は何のためにあるのかというと，別に毒が和らぐのではなく，傷口にかけると刺胞が動かなくなるからなんです．だからハブクラゲに刺されたら，こすらずに酢をたっぷりかけて，そーっとはがすのがいい．残った触手は指先でそっと取り除いて，すべて除去することが重要です．残念ながらハブクラゲ以外のクラゲに対して酢は無効のようです．

　オーストラリアではオーストラリアウンバチクラゲ（*Chironex fleckeri*）に刺された人に，現場の救急隊員が血清を筋肉注射して一命を取りとめた例があります．ハブクラゲとオーストラリアウンバチクラゲの毒は類似しているので，オーストラリアウンバチクラゲの抗血清はハブクラゲにも有効だと思われますが，厚生労働省から認可された薬剤ではない

ので，使用は医師の裁量権に委ねられています．

◉ ハチ刺されの切り札 ◉

　ハチに刺されたときに用いるアナフィラキシー対策薬にエピペン® というものがあります．アナフィラキシーを起こす可能性のある人がもっていて，アナフィラキシーの初期症状が出たときに，症状の悪化を防ぐために患者さんが自分で注射するものです．1995 年に緊急輸入・発売されて，2003 年に医師が処方できるようになり，2011 年に保険が使えるようになりました．これは日本では製造していません．しかも，有効期限が約 1 年で，1 本 13,000 円．さらに処方箋が必要なんですが，医者ならだれでもすぐに処方ができるというわけではありません．販売を委託されているファイザー（以前はマイラン製薬だった）に「エピペン® の処方医になりたいんですけど」というと，説明に来てくれます．その講習を受けたことを認定されないと処方できません．認定されると**写真 ❷** のようなセットがわたされます．そしてなかに入っているエピペン®トレーナー（練習用キット）を使って，患者さんに自己注射の練習をしてもらいます．

　ちなみに，ハチで刺されて死ぬ人が年間 10〜15 人で，一方マムシは年間 5 人．ハチのほうが多いんです．ハチに刺されて亡くなる人の多くは，やっぱり林業に従事しています．ハチに刺されても大部分の人はそのままでいいんですが，今までに気分が悪くなったことがある人や，血圧

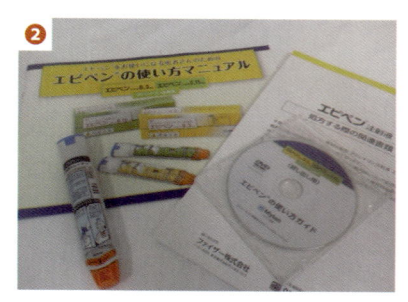

❷ エピペン® の講習を受けるともらえるセット．

が下がったことがあるという人には，うちの病院でもエピペン®を処方して，常備してもらっています．そしてハチに刺されたら大腿に服の上からエピペン®をプスッと刺すよう指導しています．

2005年にエピペン®の適応は食物・薬物アレルギーにも拡大されました．しかし食物アレルギーの子どもが増えているにもかかわらず，学校現場での対策はまだ進んでいないのが現状です．エピペントレーナーは，医師が申し込めばファイザーが養護教諭と救急隊員向け講習会に無償で貸出してくれます．ぜひ講習会を開いて地域での啓発活動に役立ててください．

・橋本芳郎．（1977）．魚介類の毒．学会出版センター．

column

海上保安庁におせわになりました

うちの病院では，妊婦さんは37週になると島を出て，分娩施設のあるところで待機します．でも，16年間で6人，間に合わずにお産をとりあげました．1人は32週で破水，病院到着時には排臨．分娩は順調でしたが，赤ちゃんは1,820gと小さく，分娩後5分くらいで全身の色が悪くなり，X線写真を撮ると肺が真っ白．気管内挿管をして搬送です．ところが，運悪くその日はその年一番の大荒れの天気で，フェリーは全便欠航，ヘリコプターももちろん飛ばず．8mの波のなかを海上保安庁の巡視船に乗って，手動で人工呼吸をしながら4時間かけて本土の大学病院まで運びました．

大しけのなかで海上保安庁におせわになったため，ご両親は海上保安庁から文字をとって「かほ」ちゃんと名づけました．3か月で無事に退院し，現在，元気に小学校に通っています．

喉の魚骨摘出と胃洗浄

☑ 内視鏡が活躍

用意するもの できれば経鼻内視鏡

◉ 魚の骨は内視鏡を使って取る ◉

「魚を食べて,喉になんだかわからんけど刺さっているんです」と患者さんが言うときは,だいたい魚の骨があります.今までに患者さんの気のせいということはありませんでした.本人の違和感があるときは必ずどこかにある.特に,安静時に痛いというときは絶対ある.刺さった後に自然に抜けている場合には嚥下痛はあっても,安静時には痛くありません.

一度,胸の中央を指して「ここに魚の骨が刺さっているんです」と言われて,胸に魚の骨が刺さるか? と思いながら,「どれどれ」とカメラで見てみたら,中部食道に平たい骨が横になって引っかかっているということがありました.そういう珍しいケースもありますが,魚の骨が刺さる場所の頻度としては,扁桃などの咽頭のすぐのところが一番多くて,その次は梨状窩(=飲み込むところ),あとは食道ですね.胃の壁に刺さっていたのが,1例だけありました.

さて,治療はどうすればいいでしょうか.「オエッ」を防止するためにキシロカイン®スプレーをするのがいいように思えますが,喉の違和感がなくなるので,本人が取れたかどうかわからなくなってしまいます.なの

で，局所麻酔はなしで，内視鏡を使って見るのがベスト．喉に触れると「オエッ」となるので，触れないように，うまく見るのがポイントです．いまは経鼻のカメラが普及してきたので，あれば経鼻カメラで見るのがいいでしょう．

　内視鏡で見ると，周囲がむくんでいますが，魚の骨はキラッと光ってすぐわかるので，鉗子で取れます．写真❶〜❸はいずれも経鼻のカメラを使って撮影しました．写真❶では左の披裂部が腫れているのがわかります．骨は梨状窩に刺さっていました（写真❷）．これを鉗子でつまんで取ります（写真❸）．2cm以上もある魚の骨（写真❹）が取れたときには，「おいおい，こんなの飲み込むなよ」って言いそうになりました．

　ちなみに経鼻内視鏡専用のアトラスはほとんどないのですが，島根大学消化器内科の木下芳一教授と耳鼻咽喉科の川内秀之教授が書かれた『経鼻内視鏡検査のためのアトラス』（南江堂）はお勧めの1冊です（写真❺）．

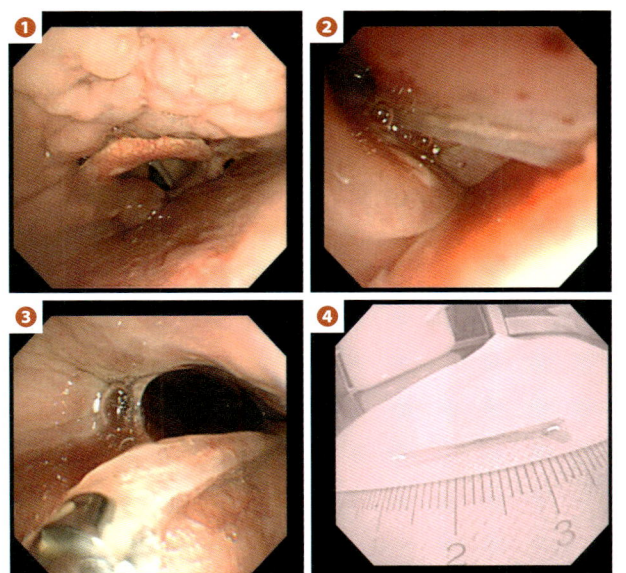

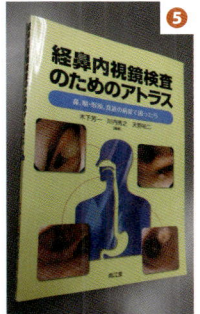

梨状窩に刺さった魚の骨．摘出した骨は2cm以上もあった．

◉ 異物によって「つかむもの」を変える ◉

写真 ❻ はなんでしょう？

胸の上に何かが乗っかっているのではありません．食道内の異物です．というわけで，鉗子で異物を取り出す話でもう1つ．1歳半の子どもが10円玉を飲み込んでしまい，それを取ったときの話です．ケタラール®20mg 静脈注射（1.7mg/kg）で寝てもらって，少しでも細いほうがいいと思って，経鼻ファイバー（オリンパス GIF-XP260N　外径 5.5mm）を口から挿入しました．事前の試しでは 2mm 鉗子孔用の生検鉗子で 10 円玉をつかめたのですが，実際は 10 円玉が食道にロックするようにはまっていたため取り出せず（写真 ❼），ちょっと冷や汗……．ケタラール®の効いている時間は約 10 分なので，目が覚める前にと，あわてて通常の胃カメラ（GIF-H260Z 外径 10.8mm）に変更して異物鉗子で取りました．10 円玉の端が食道の両側に当たったせいでびらんが残っていましたが，潰瘍や穿孔にはなっていませんでした（写真 ❽）．

異物の種類によって，「何でつかむか」に注意しましょう．写真 ❾ に一例を示しますが，左から経鼻ファイバーなどの 2mm の鉗子孔用の生検鉗子，普通の内視鏡の 2.8mm 鉗子孔用の生検鉗子と異物鉗子です．

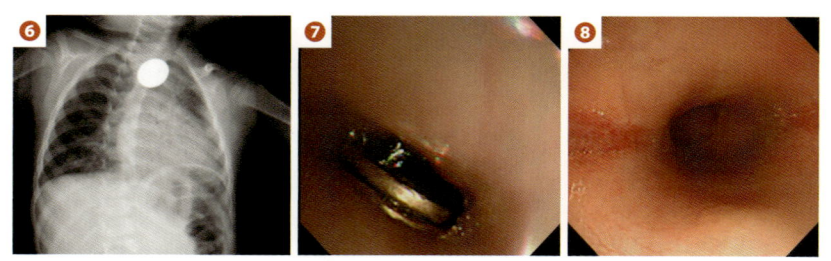

子どもの誤飲．10 円玉が食道部分にロックしており，異物鉗子で取り出した．

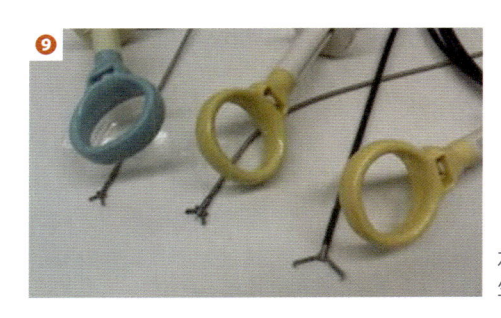

左から 2mm の生検鉗子，2.8mm 生検鉗子，異物鉗子．

◉ 胃洗浄にも内視鏡カメラがやさしい ◉

　内視鏡つながりで，大量服薬（オーバードース）時の胃洗浄の話．たとえば睡眠薬 300 錠を飲んだといって患者さんが運ばれてきたとき，時間が早ければ胃に残っている薬を出すために太いチューブを口から胃まで突っ込んで，水を入れては出して，また入れては出してを繰り返します．えてして，入れた分量ほど出てこないなぁと思いながら水を入れ続けていたら，ガボッと吐かれる．しかも，それを繰り返しているだけだったら，いつまで続けたらいいのか，あとどれだけ洗ったらいいのかがわからない．

　で，内視鏡です．患者さんはうつ病系で鎮静薬や睡眠剤などをたくさん飲んでいる場合が多い．うつの状態なので，ふつう，ガツガツとご飯を食べているわけはなくて，空腹のことがほとんど．ボーっとしているので，喉の麻酔なしで内視鏡カメラを入れられるくらいです．カメラを入れてしまえば，薬物の粒の残り具合を確認できます．胃壁についた薬も洗い流して吸引しながら，これ以上は洗えないな，というのが見えるので，あとどのくらい洗ったらいいかがよくわかります．

　実例として，写真 ❿ の白っぽいのは全部溶けた状態の薬です．このときは睡眠薬でした．水を入れて洗って，吸引で粘膜を吸い込んで，ちょっと赤くなってしまいました（写真 ⓫）．でもまだ薬が残っています．これをさらに水を入れて洗って吸引すると写真 ⓬ のようになります．薬はま

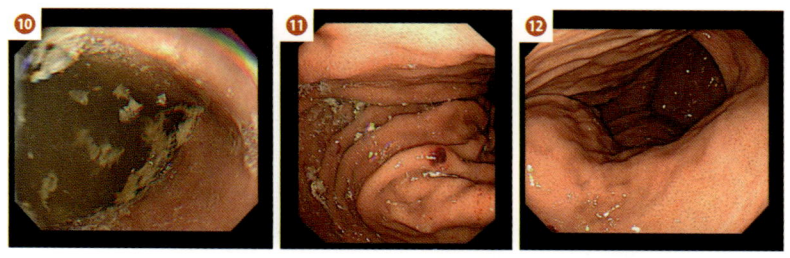

内視鏡で見た胃洗浄の様子．内視鏡を使えば洗浄の程度をきちんと確認できる．

ったく見あたりません．これ以上きれいにできない．バッチリ．

「意識がもうろうとしているときに内視鏡カメラなんか入れて，誤嚥したらどうするんだ！」などという人がいますが，一度でもやってみれば，胃洗浄が結構乱暴で，原始的な医療だということがわかります．それよりは内視鏡で確認してあげるほうがやさしい．

◉ ポリープ切除に便利な自家製2チャンネル胃カメラ ◉

さらに内視鏡つながりで別の話．胃カメラでポリープが見つかりました．切除するにはどうしたらいいでしょう？ 腸の場合はストーンとしているけれど，胃の場合はポリープが変なところにあったりして，カメラで見ながら取ろうと思っても取れない場合があります．

ちょっと太めで，先端に鉗子孔が2つあいていて，把持鉗子とポリープを取るスネアと両方入れることのできるツーチャンネルという胃カメラがありますが，うちの病院には置いていません．私は自分で輸血ラインをカットして貼り付けた，自家製即席2チャンネル胃カメラを使っています（写真❸）．ふつうの点滴チューブは細いので鉗子が通りませんが，輸血用のチューブにすれば，鉗子が通ります．日野谷診療所で浜田先生と試行錯誤の末についに完成した作品を前に「これはすばらしいこと考えついた」と自画自賛していたら，同じようなものが商品化されていました（写真❹）．

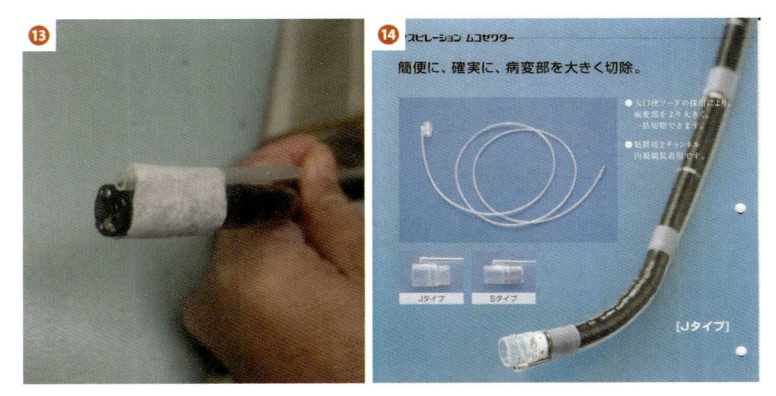

❸ が15年前に考案した自家製2チャンネル胃カメラ．特許はとっていません……．❹ はトップ製アスピレーションムコゼクター．

耳への異物混入，鼓膜穿孔

☑ 吸引をうまく使いながらが基本．カメラもやっぱり役に立つ

用意するもの　秘薬耳垢水，耳鏡カメラ

◉ 耳の異物はまず吸引 ◉

　耳に物が入ったとき，もしもそれが豆だったら水をかけてはいけません．膨らんで密閉状態になり，ビクともしなくなります．耳の異物を取るには吸引をうまく使いましょう．つかんで取ろうと思って，ピンセットを耳の奥へ入れたら，異物が奥へ奥へと行ってしまいがちです．おおごとになる前に吸引しましょう．

　虫の場合はキシロカイン®スプレーが一番いいと思います．虫も動かなくなるし，耳も痛くならないので一石二鳥．ただし鼓膜に穴があいている場合には，いきなり冷たい液が中耳に入るとめまいを起こすことがあるので注意したほうがいいと耳鼻科医からアドバイスをもらっています．実際にめまいを起こしたことはないんですけど．

◉「カッチカチな耳垢」には秘薬耳垢水 ◉

　耳垢がカッチカチになって，奥が見えない患者さんがたまにいます．ふつうだったら「耳鼻科に行ってください」で終わり．でも秘薬耳垢水（**写真❶**）を使えば，耳鼻科医でない私たちでも取れます．必ず取れます．

Part 1 外来診療小ワザ集

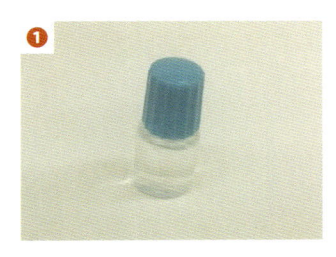

❶

秘薬耳垢水．といっても重曹とグリセリンと水でできています．

　耳垢水とはなんぞや？　実は，重曹とグリセリンと水が1：5：15の割合で混ざっているだけの，これといって特別でも何でもない溶液です．これを患者さんの耳の穴に垂らしてあげる．本当にカッチカチで完全に蓋になっているような耳垢は1回だけではダメなので「1日1回家で入れてください」といって患者さんにわたして，自宅で翌日，3日後，4日後にも入れてもらうと，もう耳垢がふにゃふにゃになっているので，来院してもらって吸引でスポッと取る．耳垢水なんて，こんなの別に秘伝でも何でもないので，みんなに使っていただきたい．取れないときに無理して取ろうとすると血が出て痛くなるので，ぜひ耳垢水を使ってソフトに取ってほしいと思います．

　鼻に異物が入った場合もやっぱり吸引を上手に使うと効果的です．くしゃみをしてもらうといいという話もあります．

◉ 耳鏡カメラでなかが見えるとイロイロ役立つ ◉

　海に潜って耳抜きができないと鼓膜に穴があきます（鼓膜穿孔）．鼓膜に穴があいた場合，外傷性のものは感染さえしなければ治りますが，感染すると面倒になるので，感染させないために抗菌薬の内服が必要です．写真❷くらいの大きさの魚を追いかけると，潜水中に耳抜きは必須です．魚も立派ですが，魚を捕まえた人もキマッていますね！

　鼓膜穿孔は経鼻カメラで診断するのがいいでしょう．写真❸は，写真❷で魚を自慢げにもっていた人の耳の中です．耳鏡の中に胃カメラを入

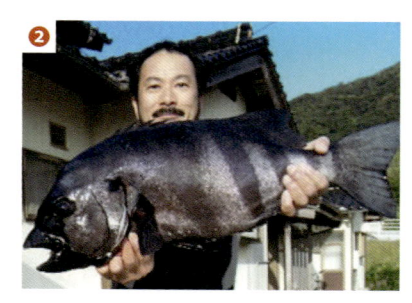

このクラスの魚を潜水で追うなら耳抜きは必須.

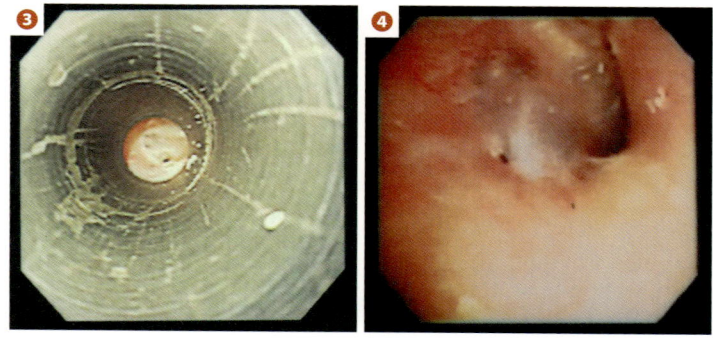

写真 ❷ の人の耳の中．鼓膜に穴があいています．

れて撮りました．穴があいているのがわかります．3年後の**写真 ❹** にも穴があいていますが，これも同じ人の耳です．このときは経鼻カメラを耳に入れて撮影しています．それにしても2回も穴をあけています．懲りない人間です．

耳鏡カメラもいろいろありますが，デジタルマクロビューというのが数年前に発売になり，すぐに買いました（**写真 ❺**）．USB 経由でコンピュータにつながって，すごくいいんです．何がいいかというと，私は耳鼻科の非専門医なので，耳のなかが赤くなっている患者さんを診たときに「この赤いのはどうだろうな」と思ったら写真を撮っておいて，非常勤の耳鼻科の医師が来たときに写真を見せながら「先生これどうですか？ この鼓膜陥凹の具合だと滲出性中耳炎を考えないといけませんよね」などと，フ

❺

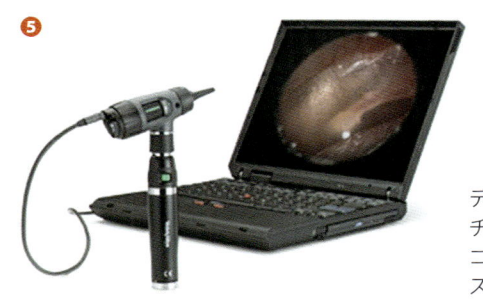

デジタルマクロビュー（ウェルチ・アレン・ジャパン）はパソコンにつなげて，写真も撮れるスグレモノ．

ィードバックを受ける道具になる．USB 経由でモニタに画像を映すこともできるので，患者さんへの説得にも力になります．自分の耳の中ってふつうは見えないけれど，「ここが赤いでしょう」って見せてあげられる．いいんです，これ．

ということで，鼓膜穿孔は大きさにもよりますが，感染さえしなければ 1～2 週間で閉じます．そして 1 か月経つと耳抜きしても大丈夫な状態になります．

● 耳のなかに「ふわふわしたもの」が見えたら真菌検査を ●

外来受診の耳のトラブルは結構多く，初診再診を合わせて，いわゆる内科小児科を除くと，整形外科，皮膚科に次いで 3 番手の患者数になります．特に外耳炎が一番多い．その次が外耳炎の半分くらいの数で中耳炎（ほとんどは滲出性中耳炎）．

外耳炎でも耳をのぞいて，綿のようなふわふわしたものが見えたら，真菌検査（KOH 検鏡）をしてください．写真 ❻ は 27 歳の女性の耳です．白くて綿毛のようなものが見えます（デジタルマクロビューで撮影）．KOH 検鏡をするとしっかりと成長した真菌の菌糸が見えます（写真 ❼）．写真 ❼ は p.64 以降で紹介するデジタルカメラで撮影した写真です．ちなみにズームをかけるともちろん拡大されます（写真 ❽）．だいた

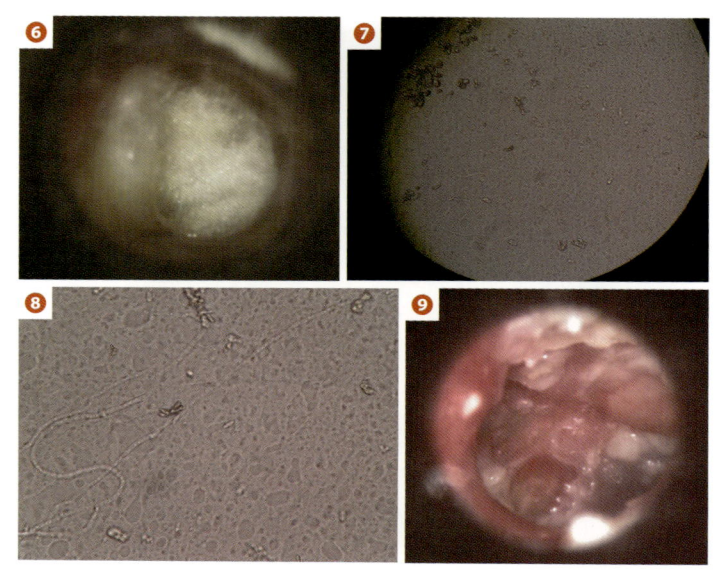

27歳女性．デジタルマクロビューで撮影すると，まるで綿毛（❻）．KOH検鏡で拡大して撮影すると，真菌の菌糸が見えた（❼，×400）．さらに，デジタルカメラズームで拡大して撮影（❽）．❾は外耳から鼓膜のびらん．

い傷も何もないところには真菌は付きません．この女性も白い綿毛を洗い流すと外耳から鼓膜にかけてかなり傷んでいました（**写真❾**）．外耳のびらんに付いた真菌はひたすら洗ってあげるしかありません．毎日もしくは隔日でエラスターを付けた注射器を使って，微温湯で洗って，抗真菌薬を塗る，という治療を繰り返します．だいたい10日から2週間くらいで外耳の傷が治ると同時に白癬も治ります．

鼻出血

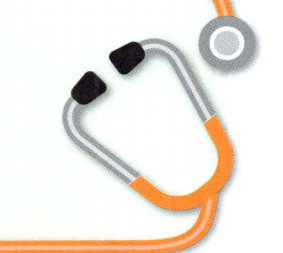

✓ 耳鼻科用バルーンを知っていますか？

用意するもの　**耳鼻科用バルーン**

◉ 止まらない鼻出血への備え ◉

　プライマリケアの現場では鼻出血にもわりとよく出合います．当院では年間10例弱．ほとんどの場合はキーゼルバッハ部位からの出血で，鼻腔よりもやや大きめのボスミン®綿球を突っ込んでおくと止まります．ひと工夫としては，綿球を取ったときに，綿球と一緒に乾燥した血餅が取れて再出血しないように，ボスミン®綿球にワセリンをべったり付けて挿入すること．そうすると引っ付かずにスルッと取れるので，綿球を取ったときに再出血しにくいと思います．

　でも，キーゼルバッハからの出血だと思って，前から綿球を詰めたのに，どんどん喉の奥へ血が流れるとき．焦りますね．出血源が見えないときは特に．救急の本には小児用の尿路バルーンの利用やリボン状ガーゼの充填なども書かれています．が，高研からとってもいいものが出ています．耳鼻科用バルーン（**写真❶**）．耳鼻科医にとっては当たり前の存在かもしれませんが，そのほかの科の医師にはあまり知られてないように思います．

　このバルーンを鼻の奥へ進めて，ロールバルブを閉じた状態で，喉の奥

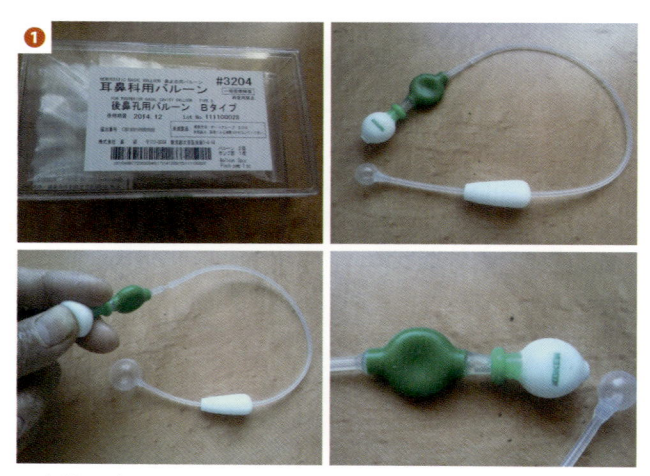

❶

耳鼻科用バルーン．ピンチポンプを使って鼻の奥でバルーンを膨らませる．

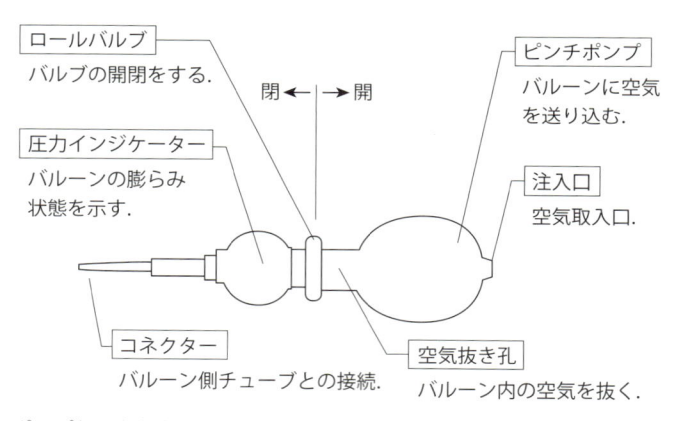

ロールバルブ
バルブの開閉をする．

閉←→開

ピンチポンプ
バルーンに空気を送り込む．

圧力インジケーター
バルーンの膨らみ状態を示す．

注入口
空気取入口．

コネクター
バルーン側チューブとの接続．

空気抜き孔
バルーン内の空気を抜く．

ポンプ部の各部名称と機能

でピンチポンプを使って膨らませます．バルーンが膨らんだら，少し引っ張り加減にして，鼻の孔からボスミン®に浸したワセリン付きガーゼを充填していきます．手前の白いキャップで鼻の孔をロックして完成．とりあえずは間違いなく止まります．このまま耳鼻科へ紹介でもいいし，耳鼻科

受診が難しければ翌日までおいて，はずします．止まっているときもありますが，oozing があれば必要に応じて硝酸銀やバイポーラーなどで止血を行います．

　ただし，問題はバルーンが保険請求できないこと．でも万が一に備えて，止まらない鼻出血のために診療所に 1 つ置いておいてみてはどうでしょうか．お値段はバルーン 2 個，ポンプ 1 個入りで 8,100 円です．

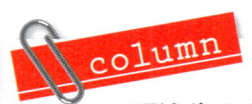

column

明治生まれの武士のような

　大腸がんが疑われたものの，「わしは検査はしない，迷惑はかけない，畳の上で死ぬ！」と言って，本当に自宅でほとんど苦しまずに大往生された 90 歳のお爺さん．医療用麻薬も使わず，最期が近づいて，意識はもうろうとしていた最後の往診のときに，突然，えらくはっきりと「今までお世話になりました」とお礼を言われ，その 2 時間後に息を引き取られました．潔い武士のような方でした．

デジタルカメラの使い方

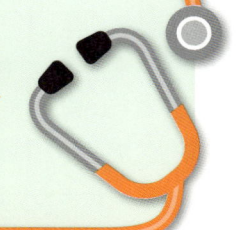

☑ 眼に，耳に，口に，そして顕微鏡に

用意するもの　接眼レンズ，デジタルカメラ，ウロペーパー，ペンライト

●「接眼レンズ＋普通のデジタルカメラ」でスケッチ不要 ●

　今は医療分野でもさまざまな分野がどんどんデジタル化されています．先ほど紹介したデジタルマクロビューなども，その筆頭です．客観的な画像が残せて，あとで検証できるという意味では，もうスケッチには戻れないかもしれません．眼科外来の機器などもデジタル化されてきています．ただ，結構お高かったりします．前眼部の細隙灯の後づけのデジタル化で100万円くらい．眼底のデジタルカメラは400万円もします．

　けれども，頑張れば，あるいはちょっとした工夫をすれば，普通のデジタルカメラでも撮れなくはないんです．うちの病院では各外来，病棟，訪問看護，リハビリテーションと，あらゆるところにデジタルカメラが置いてあり，カルテに取り込めるようにしてあります．**写真 ❶** のように細隙灯の接眼レンズにデジタルカメラをくっ付けて撮ります．ちなみに **写真 ❷** は細隙灯の接眼部から撮ったデジタルカメラの写真で，鉄粉の角膜異物．これは綿棒で取れました．**写真 ❸** は別の患者さんで，受傷2日目で受診しました．時間が経っていて，びらんが大きくなってめり込んだようになってきます．これは綿棒では取れなくて18Gピンク針で取りました．

写真 ❹ は，最近，非常によく使われる経口抗がん剤の TS-1 という薬が原因で起こった角膜びらんです．ベノキシール®点眼で麻酔をしたうえで，フルオレセイン染色後に観察・撮影しました．表面にちらちらと染色

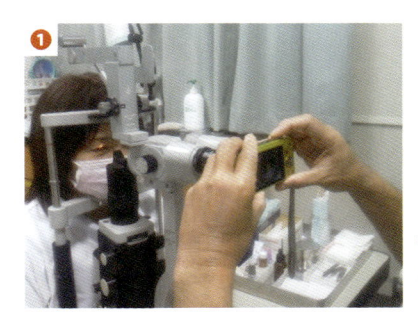

❶

接眼レンズを使ったデジタルカメラによる撮影．データはカルテに取り込む．

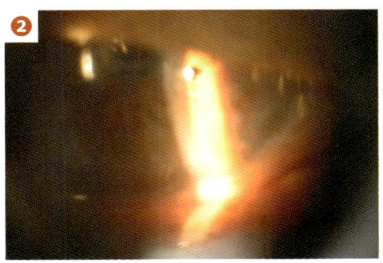

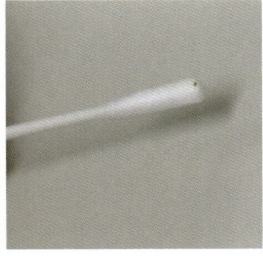

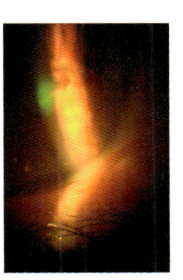

❷

細隙灯の接眼部からデジタルカメラで撮影．角膜に鉄粉が認められ，綿棒で取れた．右は除去後．

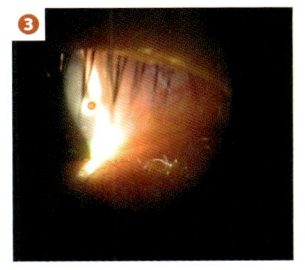

❸

受傷 2 日目．びらんが大きくなってめり込んでいる．

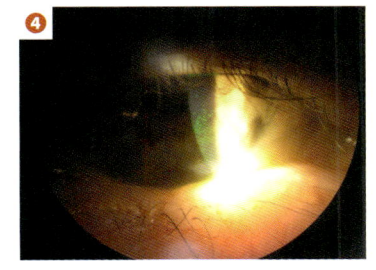

❹

TS-1 に起因した角膜びらん．フルオレセイン染色後撮影．

がまだらに濃く見えます．
　これらはすべて，1万円以下のふつうのデジタルカメラでの撮影です．

◉ 石灰などの異物除去の確認にはウロペーパーを活用 ◉

　眼の異物のなかでも，意外に困って，わりと頻度が高いのが，石灰系．運動場や畑で使う消石灰，または天井に向かって作業をしていて石膏ボードの粉などが目に入った場合などがあります．アルカリ性で腐食するため，しっかり洗浄しなくてはなりません．さて，これをどこまで洗浄するか？

　ポイントは pH です．小学校の理科室にはリトマス試験紙があります．さて病院では？　はい，そうです．尿のウロペーパーが使えるんです．迷えば健側と比べてみましょう．ベノキシール® 点眼で局所麻酔をして，結膜円蓋につけた pH がアルカリから中性に変わるまで生理食塩水で洗いましょう．

　ついでにですが，誤飲，中毒で困ったときは日本中毒情報センター（http://www.j-poison-ic.or.jp/homepage.nsf）にアクセス．ここにはあらゆる化学物質，医薬品，動植物の毒についての毒性，対処法などが掲載されています．石灰についても結膜円蓋内が pH 試験紙で中性になるまで洗浄と書いてあります．

◉ デジタルカメラはこうやって活用する ◉

　写真の話に戻ります．当院では現在はデジタル出力のできる顕微鏡にしましたが，以前はグラム染色や真菌チェックしたものを顕微鏡の接眼レンズにつけてデジタルカメラで撮影して，カルテに残していました（**写真❺**）．

　特に培養は，結果が出るころにはグラム染色の特徴を覚えていなくて，もしくは検査室まで行ってもう一度スライドグラスを見る余裕（心理的にも，時間的にも）がないということがあります．でも，やはり培養結果を踏まえて，もう一度グラム染色を見て，菌の形状や診断にフィードバック

していくのは大事なことですよね．うまくピントを合わせてズームをかけると，p.60 にある真菌の菌糸くらいは撮影することができます．

　一番難しいのは，暗くて狭いところの写真を撮るときです．咽頭なんかは最たるものです．私の拙い実証実験によると，安いデジタルカメラでは暗いところはきれいに撮れません．フラッシュをたいてもピントが合いません．ということで，喉の奥をペンライトで照らして，そこに向かって強制発光でフラッシュをたくのが一番きれいに撮影できると思います（**写真 ❻**）．同じときに同じ場所で，同じ人でフラッシュなしのもの（**写真 ❼ 左**），ただフラッシュをたいたもの（**写真 ❼ 中**），ペンライトで照らしてフラッシュをたいたものが**写真 ❼ 右**．違いは一目瞭然ですね．

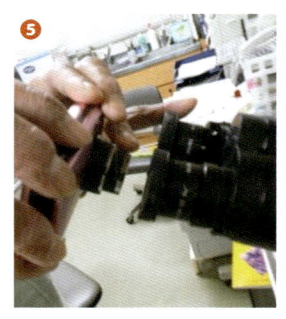

❺ 顕微鏡の接眼レンズからデジタルカメラで撮影．

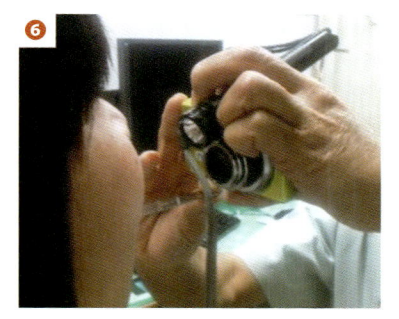

❻ 喉の奥をペンライトで照らして，そこに向かって強制発光して撮影する．

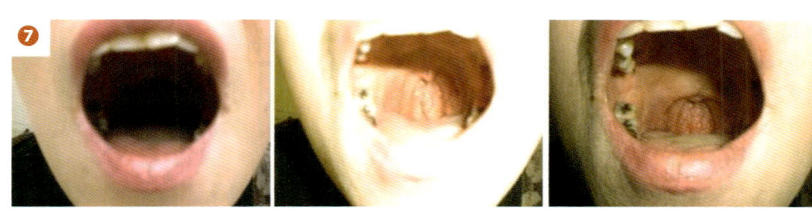

❼ 左はフラッシュなし，喉の奥は暗くてよくわかりません．中央は強制発光フラッシュのみ．光りすぎて，しかもピントは合っていません．右はペンライトで照らして，強制発光でフラッシュ．バッチリですね．

扁桃周囲膿瘍

☑ 口が開かなくなったら切開を検討

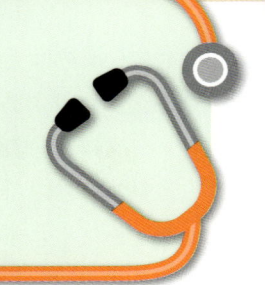

用意するもの：18Gピンク針や大腸のポリペクトミーで使用する針

◉ 排膿が必要な扁桃周囲膿瘍の見きわめ ◉

　扁桃周囲膿瘍は，急性扁桃炎に続いて発症します．喉がすごく痛くなり，唾液を飲むのもつらく，よだれをたらします．

　扁桃周囲膿瘍の場合，開口障害が出るかどうかを診ておかなくてはいけません．口が開かなくなったら喉の奥に菌が回っているということで，切開したほうがいいと判断します．うちの病院では，2〜3年に1回，切開もしくは穿刺する機会があります．**写真❶**は右の扁桃周囲が発赤，腫脹しています．まだ，これだけ開口できているので，このくらいであれば抗菌薬の点滴のみでなんとか対応できます．

　写真❷は別の患者さんの造影CT所見です．この患者さんはもう口が開きません．口が開かないので扁桃の写真は撮れません．やはり扁桃腫大があり，粘膜も赤く腫れています．右側の扁桃周囲膿瘍，傍咽頭間隙，頸動脈間隙，咀嚼筋間隙などにも膿瘍が及んでいます．この状態では穿刺，もしくは排膿切開が必須となります．もう全体が痛すぎて，患部を刺激しても痛みを感じないので，麻酔なしのまま18Gピンク針で穿刺，もしくはメスでの切開排膿で膿を出さなければなりません．18Gピンク針をつ

Part 1 外来診療小ワザ集

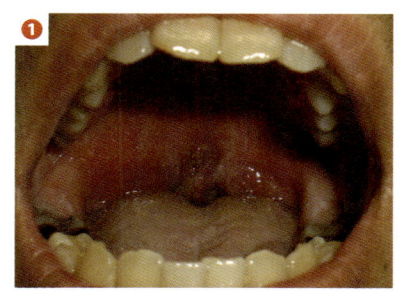

右側扁桃周囲が発赤・腫脹．この程度開口できていれば抗菌薬の点滴で対応可能．

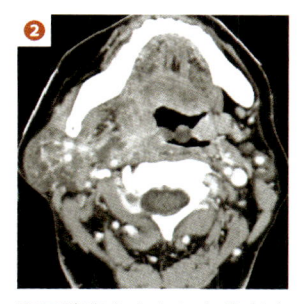

開口障害をきたした患者さん．穿刺もしくは排膿切開が必要．

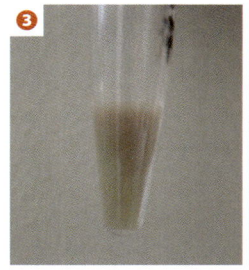

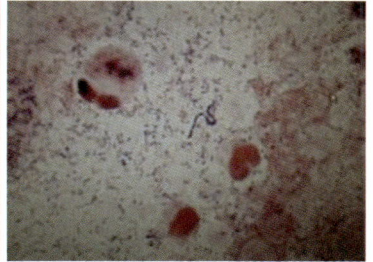

穿刺により得た黄白色の液体．グラム染色で陽性球菌と陰性桿菌を検出（右，油浸，×1000）．

けて穿刺．黄白色の液体が取れ，グラム染色で陽性球菌と陰性桿菌，咽頭培養からはおそらく口腔内細菌と思われる *Streptococcus milleri*，穿刺の液からは *Klebsiella pneumonia* が培養されました（**写真 ❸**）．

　今までで一番ヒヤヒヤしたのは，外来初診で穿刺排膿し，抗菌薬を点滴しながらそのまま入院．それにもかかわらず，入院直後病棟で敗血症ショックから心停止となり，蘇生処置．挿管，呼吸管理，γグロブリン，ステロイド，ドーパミンとフルコース．それでも2週間で無事に独歩退院することができました．外来での穿刺排膿の判断が，数時間遅れていたらと思うとぞっとします．実はこれは私たちが夏季休暇をとっていたときに，

種子島から代診に来てくれた伊瀬知敦先生（当時公立種子島病院）がやってくれました．さすが離島勤務歴7年のツワモノです．

◉ 開口障害の強い患者さんではどうやって排膿するか？ ◉

開口障害でどうしても安全に穿刺できそうにないときにどうするか？またまた，小林先生からのアドバイス．

> 開口困難のときは，経鼻内視鏡で扁桃の裏から穿刺することもできます．開口障害でもちろん窒息リスクがある状態なので，経鼻内視鏡で経鼻気管挿管して窒息を予防し，対側の鼻から再度挿入して穿刺します．その際，穿刺に使用するのは，大腸のポリペクトミーの際，生理食塩水を注入する針です．頸動脈にも注意が必要なので，個人的には針よりも先端がフック状ものが好きです．穿刺のときも18Gのピンク針でも先端2mm程度をペンチで90°内側に折り曲げて（潰して）います．

とのことです．

column
地域医療で大切なこと

　地域医療で大切なことはなにか？　答えは，「患者さんが困っていることに，どうにかして答えようとすること」ではないかと思います．患者さん自身の病気，患者さんの家族の健康の心配，はては，ペットが末期状態でナーバスになっている飼い主と，そのペットのターミナルケアまで．

　へき地・離島では，専門医にかかりたくても叶わないことが多々あります．医師の態度として，自分は内科専門なので知りません，というと患者さんの心が傷つきます．痛みや不安などで困って病院に来ているのに，拒絶されたと感じるからです．医師からすれば「そんなことで病院に来たの？」「こんなになるまでほっといたの？」と思うこともあります．患者さんが適切に判断できれば，医者はいらないのです．患者さんから自分には解決できない命題を与えられたとき，医師が自分は知らない，わからないことだけれど，知り合いの専門医に相談しますとか，専門医に紹介しますというだけで，患者さんは満たされた気持ちになれます．患者さんが「主張を受け入れてもらえた」と感じることが，治されていない状況でも満足感を与えるからです．

　人間はいつも誰かに認められたいと思って生きています．その気持ちを尊重できる医師になりたいと思います．

緑内障

☑ 初診で疑えるか？

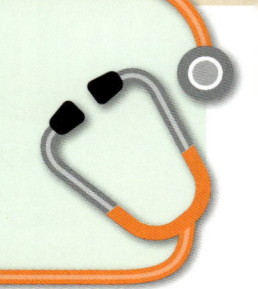

用意するもの

疑いのまなざし

● わかりにくい緑内障の初発症状 ●

　眼科外来はどこも混雑していて，週に1回のパート診療の体制をとっているうちの病院も大変です．一般には，お年寄りが増えることで，白内障の患者さんが増えているといわれますが，白内障は手術したら治るので，実際のところ患者さんは増えていません．一方で緑内障の患者さんがどんどん増えているんです．

　緑内障の初発症状は何でしょう？　頭痛，充血，目やに．眼圧が上がって目が痛い．そんなところでしょうか．慢性期になると視野欠損があるけれど，急性発作のときはない．だから診断の確定が結構難しい病気です．

　患者さんが「目が痛い」と言ってくれたら，「あぁ目か．緑内障かな」と思うでしょう．私も地域医療を20年やっていて，緑内障の初発症状は十分に知っているつもりです．しかし，これまでに初診の緑内障発作を4例診たにもかかわらず，緑内障だと当てられたのは2例だけ．2例は見落としました．

　なぜかというと，患者さんは「頭が痛い」とか「目が痛い」とは言ってくれないんです．痛いとは言わず「目がなんか赤い」．高齢者で目やにが

出てる人は結構いますが，そうするとクラビット®点眼などを出して様子をみてしまいがちです．クラビット®を点眼しても治らないので，それでようやく診断はつくのだけれど，初診では難しい．特に往診では本当に難しい．病院に来てもらえれば，機械で眼圧が測れるのですぐ緑内障だと気づきやすいのですけれど．眼圧が高ければ眼球が硬く感じられるそうですから，往診でもそっと触診はしておきましょう．

緑内障とはどんな症状なのかわかっているはずなのに，初診で2例は見逃した——見逃したとまではいわないにせよ，診断できませんでした．まだまだ修行が必要です．

◉ 急性閉塞隅角緑内障発作ではヘリ出動が必要なことも ◉

ある眼科医に習ったところ，緑内障発作のときに，対光反射が正常で，瞳孔が真ん丸だったら，まあ大丈夫．虹彩が隅角に引っ付いちゃうような（閉塞隅角緑内障）発作があると，場合によってはヘリを呼ばないといけない．ちょっと眼圧が高くても，対光反射が出るようなら緊急ヘリじゃなくても大丈夫と言っていました．

というわけで，緑内障を疑って，瞳孔異常があるようだったら，急性閉塞隅角緑内障を疑って，その旨を眼科医に報告して「ヘリ呼びましょうか」と相談したほうがいいと，離島16年の経験から思っています．幸い1例も経験していません．

帯状疱疹

☑ 鼻の頭に要注意

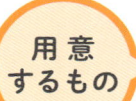

用意するもの　神経分布図

◉「ドウマキ」が鼻に出たら要注意 ◉

　さて，眼科つながりで1つ．隠岐地方では帯状疱疹のことを「ドウマキ（漢字はおそらく胴巻き）」と呼びます．いい得て妙で，神経に沿って胴を巻くように出るからでしょう．胴を一周すると死ぬともいわれています．免疫不全になるとそういうことが起こるのかどうか，寡聞にして存じません．多分ないと思います．しかし，汎発性といって，水痘のように全身に広がる場合があります．また2回水痘にかかることもあります．わが家の4番目の子は見事に，2回罹患しました．ゾビラックス®やバルトレックス®で治療するようになって，シッカリと免疫を獲得することができないからかもしれません．

　顔面の帯状疱疹もよく経験します．顔に出ても「カオマキ」といわず「ドウマキ」というようです．そのときの注意があります．鼻です．三叉神経第一枝領域の帯状疱疹のときに，鼻先に水疱が出た場合は眼に注意が必要です．同時に角膜びらんや虹彩炎を起こすことがあります．鼻の先端の小水疱をハッチンソン徴候といいます．当院に非常勤で来られる眼科医に教えてもらいました（裕子注：大学でもしっかり習います・笑）．理由

は神経支配です．三叉神経第一枝の眼神経は涙腺神経，前頭神経，鼻毛様体神経に分かれます．この鼻毛様体神経が角膜，瞳孔に分布するとともに鼻根部や鼻尖部に分布しているからです（図❶）．したがって，鼻先に水疱が出た患者さんを診たらゾビラックス®眼軟膏を処方して眼科医に紹介しましょう．眼に帯状疱疹が及ぶと続発性緑内障を起こすこともあり，要注意です．

写真❶は典型的な三叉神経第一枝の帯状疱疹です．炎症も強く顔面も浮腫状になっていますが，鼻はきれいです．念のために眼科医に診てもらいましたが，角膜，眼圧ともに問題なしでした．一方，よく似ていますが，**写真❷**は鼻根部から鼻尖部へ帯状疱疹が及んでいます．角膜炎を併発しており，眼圧も35mmHgと上昇していて，しばらく眼科へ通院が必要でした．

ちなみに生坂政臣先生も『見逃し症例から学ぶ日常診療のピットフォール』頭痛編のところで書かれていました．

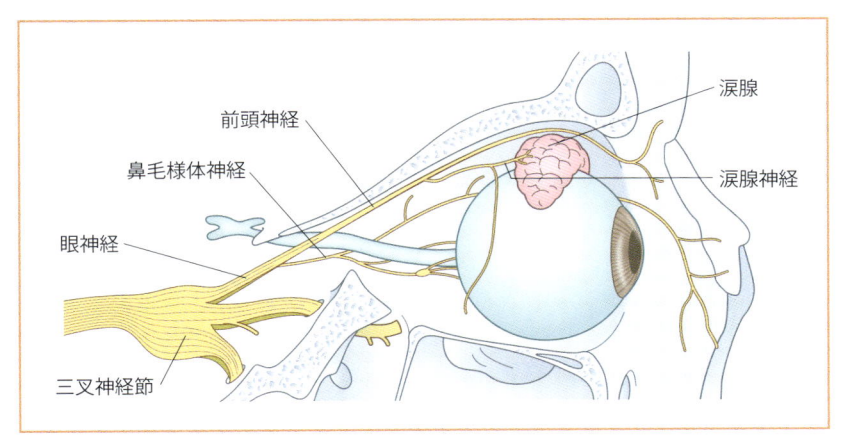

図❶　三叉神経第一枝の眼神経の分布
三叉神経第一枝の眼神経は涙腺神経，前頭神経，鼻毛様体神経に分かれ，鼻毛様体神経は角膜，瞳孔のほか，鼻根部や鼻尖部に分布する．

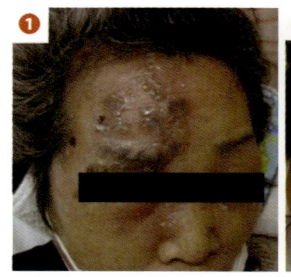

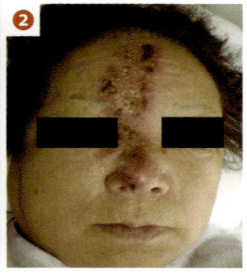

写真 ❶ は典型的な三叉神経第一枝帯状疱疹（眼の異常なし）．写真 ❷ は鼻に帯状疱疹が及び，角膜炎や眼圧の上昇を併発した．

◉ 診断に迷ったらギムザ染色で巨細胞を確認 ◉

　帯状疱疹は，最終的に新旧入り混じった水疱が帯状にできて，診断に困ることはないのですが，出始めのときには必ずしも典型的でなく，ちょっと考えることがあります．患者さんも痛みをほとんど訴えない場合もあります．それでもやはり片側性の分布（正中をわずかに越えることはあります）と水疱で疑うことは難しくありません．迷ったときには水疱を取って水疱蓋内側をスタンプしてギムザ染色などをして巨細胞を探します．Tzanck（ツァンク）テストといいます．巨細胞は周りにある赤血球に比べて大きく，N/C 比の大きい細胞，核内に封入体を認めます（写真 ❸）．

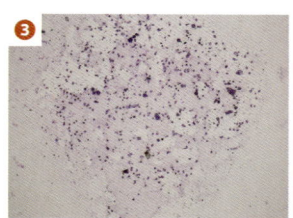

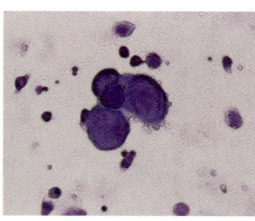

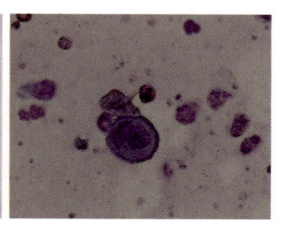

Tzanck（ツァンク）テストによる巨細胞の確認．ギムザ染色．弱拡大して見てみると，たくさんある白血球の 3〜4 倍の大きな細胞である巨細胞が散在している（左，× 100）．さらに強拡大して見てみると，巨細胞は，周りにある白血球に比べて細胞が大きいだけでなく，N/C 比が大きく，核内に封入体を認める（中・右，× 1000）．

・生坂政臣．（2003）．見逃し症例から学ぶ日常診療のピットフォール．医学書院．

精神科・心療内科診療

☑ 自殺企図と双極性障害の有無を総合医が聞き出す

用意するもの： MAPSO 問診票 by PIPC, ペントシリン®ではありません

● 初診のうつ病患者のほとんどは非精神科を受診 ●

うつ病の生涯有病率は，日本では約8％といわれますが，90％以上の患者さんは初診時に心療内科や精神科を受診しません（図❶, 三木 治, 2002）．うつ病の人がすぐに精神科に行くかというと，そういうことはまずなくて，最初は内科や救急外来で診るのが普通です．そこで医者が「あ

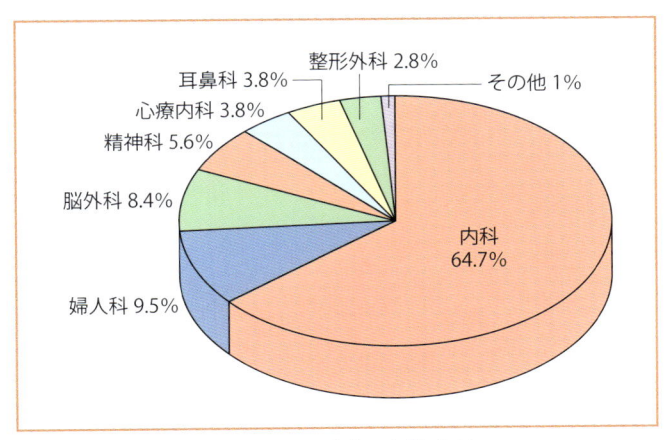

- 内科 64.7%
- 婦人科 9.5%
- 脳外科 8.4%
- 精神科 5.6%
- 心療内科 3.8%
- 耳鼻科 3.8%
- 整形外科 2.8%
- その他 1%

図❶ うつ病患者が初診時に受診した診療科

れ？　この人うつっぽいな．胃が痛いって言っているけど，うつじゃないの？」と思う．そこからうつ病診断が始まります．精神科診療を非精神科医がどれくらい診るかという話です．米国の内科学会ワークショップに感激した信愛クリニックの井出広幸先生が，宮崎医院の宮崎仁先生と三好町民病院循環器内科の木村勝智先生とともに全国行脚をして PIPC（Psychiatry in primary care）のワークショップを開催しています．

● 自殺企図と双極性障害の有無は必ず確認を

では，うつ病が疑われる人を前に，何を聞かなければいけないでしょう？　それが MAPSO 問診票にまとめられています．

「楽しかったことが楽しいと感じられますか？」──診断としてはもちろん大切．でも「見落としてはいけない」という視点からだと，ちょっと違います．この人，うつっぽいなあ．今日帰してもいいかなぁ，と思ったときに聞くことです

「自殺するかどうか？」──そう．これを聞かなくちゃいけない．しっかり確認して「自殺企図なし」ってカルテに書いておかないと，今の時代は訴えられて裁判で負ける可能性があります．

さらにもう 1 つ聞かなければいけないことがあります．それは「双極性障害があるかどうか」．うつ病だけの人は死ぬ元気もないので，自殺者は少ないのです．躁とうつがあると躁転するときに自殺してしまうため要注意．うつ病が疑われる人では，まず「自殺企図があるか」「躁転してすごい勢いが出てしまうことがないか」の 2 つを確認しておかなければいけません．

● 聞きにくいことは，あえて事務的にさらっと聞く ●

まず，自殺企図があるかについて．けれど「自殺しますか？」なんて初対面で聞けますか？　逆に初対面じゃないほうが聞きにくいかもしれないけど，なかなか聞くのは難しい．けれども聞かなければならない．どうや

って聞きましょうか？

「眠れていますか？」であれば聞けますね，だれでも．この手の質問では，いきなり核心を突くのではなく，その辺から徐々に入っていくことが重要です．

PIPCのMAPSO問診票を用いた質問を紹介します．

　「眠れていますか？　眠れていませんか？」
　「寝入りが悪いですか？　それとも途中で目が覚めますか？」
　「途中で目が覚めると朝まで眠れますか？　それとも朝早くに目が覚めちゃうんですか？」
　「しっかり睡眠がとれてないということは，朝，頭が重かったりボーッとしたりしますか？」
　「ボーっとしていて昼の仕事や勉強するときに，集中できないことがありますか？」
　「ふだんだったら失敗しないようなことを，失敗するようなことはありませんか？」
　「その失敗が嫌になってそこから逃げ出したいと思ったことはありませんか？」
　「いっそのこと，死にたいなんて思ったりしませんか？」
　「遺書を書こうと思ったことがありますか？」
　「実際に遺書を書いたことがありますか？」
　「死ぬために具体的にその方法を考えたことがありますか？」
　「その方法を実行するための用意をしたことがありますか？」
　「死にたい気持ちが止められない感じがしますか？」

というように，PIPCでの手法を用いると，二者択一かYes/Noの回答だけで，ハードルの低いところから高いところまで自然に聞くことができます．とにかくPIPCの問診で大事なことは，口に出しにくいことでも，事

務的にさらっと聞くことです．また，Yes/No で答えられるよう，ファストフード店のスタッフのように，ある意味矢継ぎ早な感じで聞くとよいようです．

次に躁症状についての質問です．落ち込んだり，つらかったりする半面，テンションが上がって，電話をかけまくったり，買い物をしまくったり，いろいろな考えがどんどん浮かんできて，夜寝なくても大丈夫な感じになったりしていないか．そうです．双極性障害の有無の確認です．躁状態は必ず確認しなければなりません．

これらの問診がまとめられた MAPSO 問診票，興味がある方には PIPC の受講をオススメします．なお，詳細は PIPC のウェブサイト（http://pipc-jp.com）をご確認ください．

● 患者さんの訴えを大切にしながら，適切に専門医へつなぐ ●

そして双極性障害が確認できたら，どうするのか．自分で診るのか？紹介するのか？　自分自身の心療内科や精神科領域の経験や守備力，診療のセッティングで精神科までの距離などにもよると思います．それでも精神科医でないあなたに，今の診療場面で，今のタイミングで，訴えがあったということは大事に思ってあげてほしいと思います．

私は，基本的には明らかな自殺企図がある例，躁状態が疑われて双極性障害の可能性が疑われる場合は，精神科の医師に相談します．抗うつ剤として 1～2 種類の薬を処方してもうまくいかないときや，認知行動療法が必要だろうと思ったようなときも，やはり精神科の医師に相談をしています．そうでない場合は診させてもらっています．

ちなみに，欧米では認知行動療法の認識は高く，SSRI と同等，もしくはそれ以上の効果や再発予防が可能との評価があるようです．また，自己トレーニング用のサイトもいくつかあります（梅垣佑介，2012）．

- 三木　治．(2002)．プライマリ・ケアにおけるうつ病の実態と治療．心身医学 42（9）：585-591．
- 梅垣佑介，末木　新，下山晴彦．(2012)．インターネットを用いたうつへの認知行動療法の現状と今後の展望．精神医学 54（8）：768-778．
- PIPC　Psychiatry in Primary Care　内科医が考える精神科疾患の診かた．http://pipc-jp.com

column
大切なことは仕組みづくりと仲間づくり

　へき地離島医療で一番大切なことは，そこに"いる"ことです．ただし，そこに自分一人でい続ける必要はありません．みんなで地域をささえる仕組みづくりができれば，一人で頑張る必要はないのです．うちの病院は，周囲の2診療所を含めて，常勤は6人の総合医のみの体制です．病院・診療所間は電子カルテが相互に閲覧記載ができる環境になっており，テレビ会議システムなども整備されています．医師の勤務を，診療所も含めて一体管理をすることで，診療所勤務でも入院治療や侵襲的な手技に関わることができ，病院としては当直体制の負担軽減などが行えます．ゆるーい担当医制をとりつつ，一人で抱え込むことなく，地域全体を全員で診るという体制をとっています．また，眼科，精神科，産婦人科，整形外科，耳鼻科が非常勤医師により行われており，自分の守備範囲外のものを教えてもらうことも可能です．

　さらに，後方病院からの代診などの支えもありながら，総合医の複数制をとることによって休暇の取得を可能としています．島には豊かな自然，食材，人情はありますが，気軽に都会に出てミュージカルを見たり，お買い物をしたりといったことも大切にしています．もちろん研修会や学会参加も．オンオフをつけて，あるいはいったん距離を置いて愛を深める，これは夫婦間や子育てにも共通の"続ける奥義"では!?

外傷治療

☑ 痛みをとって異物を除去，そして保湿

用意するもの：キシロカイン® ゼリー，ワセリン，創傷被覆材

◉ 外傷治療におけるキシロカイン® の使い方 ◉

　傷を治す基本は，まず痛みをとってあげること．そして異物を取る．創面に異物が残っていると絶対治らない．けれど傷をきれいにしようと思っても，痛いと嫌がられるし，治療をさせてもらえないから，まずは痛みをとり除いてあげて，そのうえで異物をきちんと除去するのが初期治療の重要なことです．もちろん局所麻酔注射をするのが基本ですが，痛みをとるためにはキシロカイン® ゼリーがすっごくいい！（**写真❶**）　創面にキシロカイン® ゼリーをピトッと塗ると全然痛くなりません．特に粘膜や傷にはよく効きます．43歳の男性が，自転車の下り坂で大転倒して，下唇が

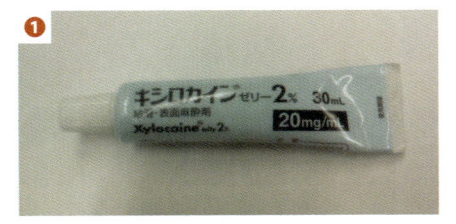

❶

キシロカイン® ゼリー2%．外傷治療に大変便利．

ベロンと取れるくらいの傷を負ったのですが，局所麻酔注射をせずにキシロカイン® ゼリーだけで縫っています．もちろんまったく痛みはありません．その1週間後の追加デブリドマンと縫合時にもキシロカイン® ゼリーのみで処置しました．最終的には**写真 ❷**のように治っています．最後まで局所麻酔注射は一度も使っていません．この43歳の男性患者さん，どこかで見たような顔ですね．

　キシロカイン® ゼリーが効果てきめんなのだから，キシロカイン® スプレーの8%（**写真 ❸**）はもっといいのではないかなと思って，ある患者さんに「どれどれ，こちらに傷口見せて」って言いながら，患部にシュッとスプレーしたら，「いってーっ！」って大声を出されました．あわてて「ごめんごめん」と謝ったのですが，おそらく浸透圧が高かったために相当痛かったようです．これをやったら患者さんに怒られます．キシロカイン® スプレーについて，傷に用いることは添付文書にありますが，添付文

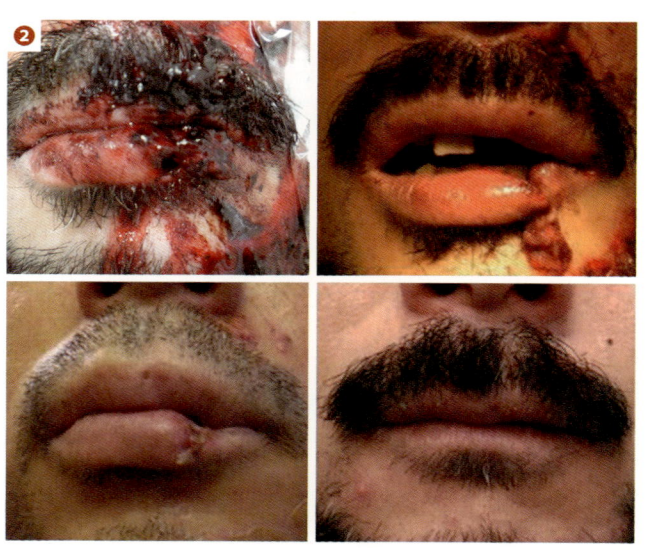

どこかで見た43歳，男性．自転車で転倒し，下唇を受傷したが，キシロカイン® ゼリーだけで縫合，デブリドマンを完遂．

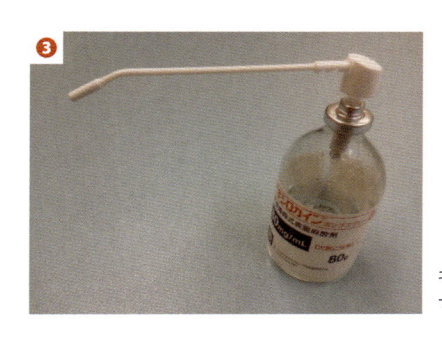

キシロカイン® スプレー8%．こちらは傷につけるととても痛い．

書には「痛い」ということは書かれていないのです．

　キシロカイン® ゼリーも最初は少ししみる場合がありますが，傷自体の痛みもあるので，それほどのものではありません．場所によっては流れてしまうので，キシロカイン® ゼリー塗布後，ラップのようなもので押さえておくと，よく効きます．

　写真 ❹ のおばあちゃんは転んでコンクリートのところで右前額部を傷めました．傷の底にコンクリートの粉が入ってしまっていて，結構汚い傷でした．まずキシロカイン® ゼリーを塗布して，ラップをかけて少しおき，その後大量の水道水で洗浄，歯ブラシでブラッシングをしました．さすがに皮膚を縫うところでエピネフリン® 入り 0.5% キシロカイン® を 2mL 使用しましたが，そのくらいの量で洗浄，縫合できました．写真 ❺ は 2 日目の状況です．ナイロン糸ドレナージが入っています．これについては p.160 以降の皮下異物のところで説明します．最終的には 2 週間程度で写真 ❻ のように治りました．

◉ 保湿にはワセリンが一番 ◉

　痛みをとって異物を除去したら保湿．保湿の基本はワセリンですね（写真 ❼）．滲出液がいっぱい出るような傷にはワセリンとガーゼを使うとよいでしょう．傷のところにガーゼだけを貼りつけると，滲出液が乾いてしまって，はがすときに血が出ます．痛いだけでなく，せっかく治りかけた

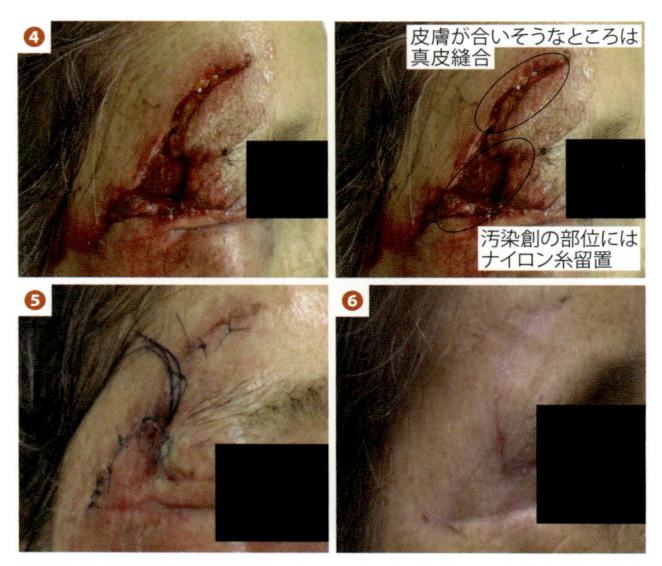

転倒により右前額部を受傷．キシロカイン® ゼリーを塗布後，洗浄や縫合を実施．2週後には治癒した（写真❻）．

創面の成長因子なども全部はがれてしまいます．たっぷりワセリンを塗っておけば，ガーゼは傷にくっ付かないし，ガーゼに塗ったワセリンが傷口にふたをする感じで，保湿作用も十分．たっぷりのワセリンガーゼをオプサイト®（p.88）で固定すれば大丈夫です．

　余談ですが，乾燥肌にも手荒れにもワセリンが最も効果的．ワセリンをちょっと取って，体温で温めながらよく揉み上げて，皮膚のしわに入るようにする．塗り終わったら，紙製のキッチンペーパーやハンドタオルでベタベタをきれいに拭き取ります．ティッシュだと毛羽立ってうまくいきません．きれいに拭いても，皮膚の溝の必要なところにはきちんと油が入っていて，しっとりします．いろいろ試した結果，一番具合がよかったのがキッチンペーパーでした．

　ワセリンにもいろいろな種類があって，やや質の落ちる黄色ワセリンというのがあります．また，白色ワセリンをさらに精製した眼科点眼基剤に

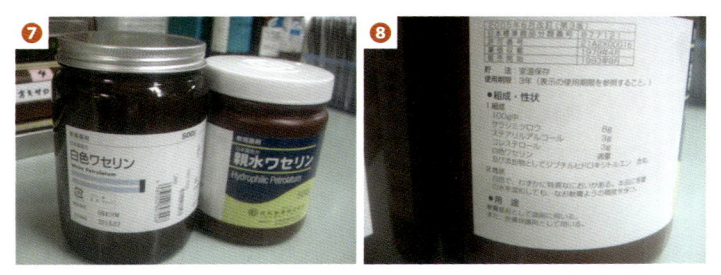

保湿に優れるワセリン．特に親水性ワセリンは扱いやすい（写真❽）．

使われるプロペト®というワセリンや，親水ワセリンというものもあります．親水ワセリンには白色ワセリンのほかにサラシミツロウ，ステアリルアルコール，コレステロールが入っていて（写真❽），伸びがよくて水ですぐに落ちる．ワセリンは洗濯物にくっ付いたり，よれたり，黒ずんだりしますが，親水ワセリンならきれいに落ちます．親水用の成分にアレルギーのある人もほとんどいないのでオススメです．

　ちなみに，わが家の子どもたちはアトピー性皮膚炎ですが，皆ワセリン好きで，500g 単位で買って常備しています．わが家では「壺」という愛称で呼んでいます．子どもに「壺持ってきて」といったらワセリンを持ってくるほど．

◉ 湿潤療法の創傷被覆材に何を使うか？ ◉

　外傷の治療方法として基本的には湿潤療法を行っています．うちの病院ではプラスモイスト®（+MOIST）という創傷被覆材を使っています（写真❾）．片面が防水で，その裏面がメッシュになっていて，すごくわかりやすくいうと生理用ナプキンをもっと硬くしたようなもの．メッシュだから傷にくっ付かないし，メッシュの一層内側で滲出液を保持できます．傷を洗って，これを貼っておけば最も早く，そしてきれいに治ります．値段は（大きさ 200×250mm，3 枚入り）3,300 円．プラスモイスト®には滅菌用もあって，未滅菌のものの 3 倍くらいの値段です．滅菌されてい

❾

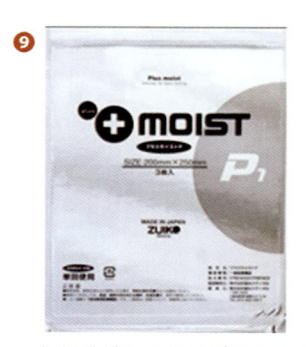

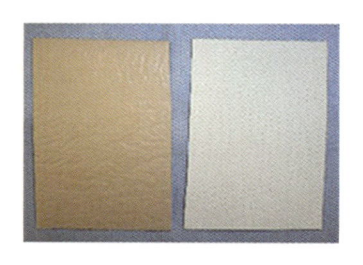

湿潤療法に用いるプラスモイスト®．ちょうど生理用品を固めたような構造になっている．

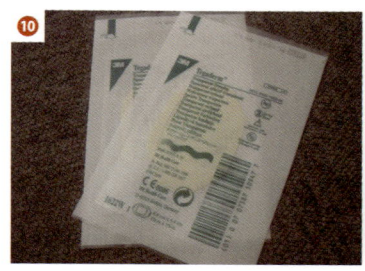

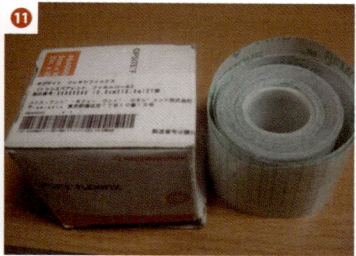

❿ ⓫

テガダーム™（**写真 ❿**）と代用品のオプサイト®（**写真 ⓫**）．

る必要はまったくないんですが，滅菌されていないといけないというイメージをもっている人たちがいるので，そういったものもあるのでしょう．
　また，創面を保護するためのテガダーム™という滅菌された創傷被覆材フィルムがあります（**写真 ❿**）．値段も高いので昔は大事に使っていましたが，外傷でできた傷は，水道水よりも汚い．だから水道水でしっかり洗えば感染はしない，ということで，現在はほとんど使っていません．うちの病院では代用品としてもっと安い無滅菌のオプサイト®という固定用シートを使っています（**写真 ⓫**）．5cm 幅と 10cm 幅のものがあって，5cm 幅のものは値段が 10m で 3,670 円．ちょっと格好よく四隅を丸くカットして，それを貼って表面のキャリアーと呼ばれるフィルムをはがす

Part 1 外来診療小ワザ集

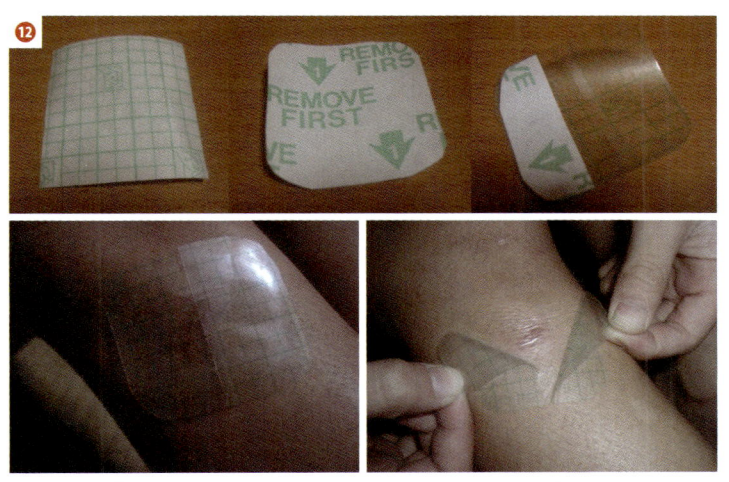

オプサイト®の端を丸めて使用．膝の擦り傷もきれいに治癒する．

と終了（**写真 ⓬**）．この写真は私の長男がバスケットボールの練習でつくった膝の擦り傷ですが，これで治りました．

　傷の治療に関しては「新しい創傷治療」（http://www.wound-treatment.jp/）というウェブサイト（**写真 ⓭**）が必読です．一度見てみてください．

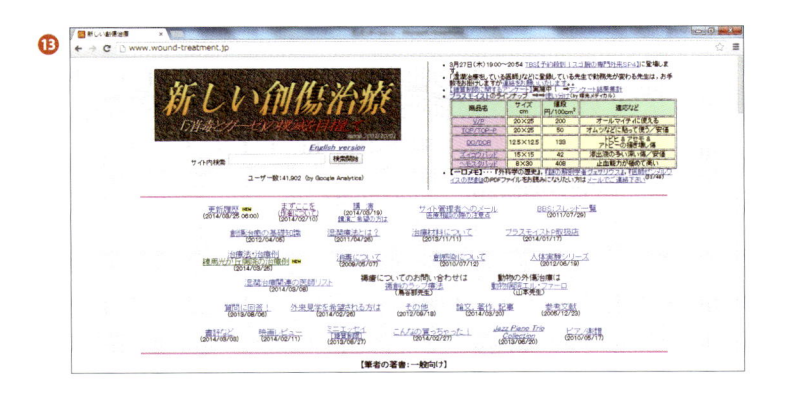

不良肉芽

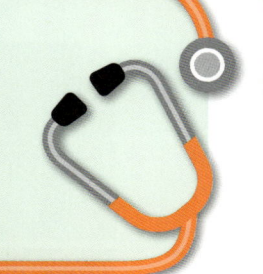

☑ ステロイドで退縮

用意するもの

ステロイド軟膏

◉ 治りにくい不良肉芽はステロイドで退縮させる ◉

　外傷治療のときや，胃瘻，気管切開などで不良肉芽が出て，治療に難渋することがあります．不良肉芽は柔らかくて出血しやすく，上皮化しないので，いつまでも治らない．そのため退縮させてやる必要があります．局所麻酔などをして切るのも1つの手ですが，ステロイド軟膏を使えば退縮していきます．

　写真 ❶ は小学生の男の子の膝の擦り傷．湿潤療法でよくなっていた過程で，肉芽が盛り上がってきてしまいました．プロパデルム® を塗ると4～5日で写真のように退縮して，そのまま周囲から上皮化していきました．胃瘻部，気管切開部の不良肉芽も同様に有効です．

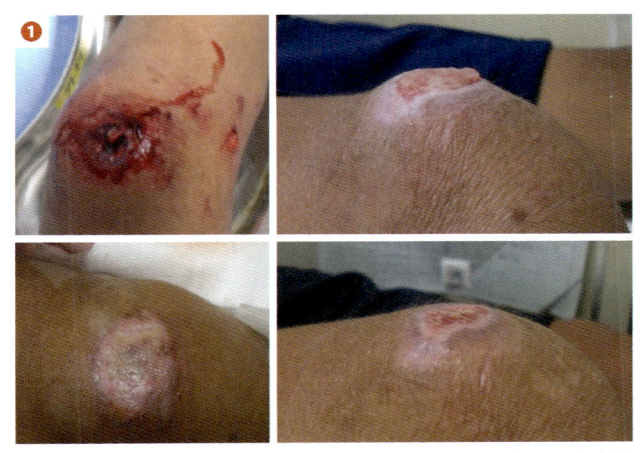

❶ 小学生の膝の擦り傷(初診時,左上).湿潤療法の過程で不良肉芽を形成(右上).ステロイド塗布により不良肉芽は退縮した(下段).

穿刺前のひと工夫

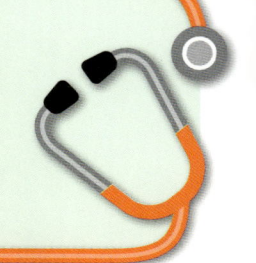

✓ マーキングあれこれ

用意するもの　ボールペン，洗濯バサミ

◉ 芯を引っ込めたボールペンでマーキング ◉

　膝関節注射や硬膜外ブロックなどのときにどこに刺すか，みなさんどうやって印をつけていますか．私は穿刺前に芯を引っ込めたボールペンでマーキング．ボールペンの痕がついているのがわかるでしょうか（**写真❶**）．これを学生や研修医にやらせて，正しい穿刺場所を選べるかというチェックにも使えます．**写真❷**は硬膜外ブロック用のボールペンマーキングです．L2/3，L3/4，L4/5 にマーキングしたところ．L3/4 のななめ下には傍正中アプローチ用のマーキングがあります．イソジン消毒後もはっきりと見ることができます（**写真❸**）．

　マーキングが終わったら，消毒して穿刺をしますが，関節腔穿刺には大切な作法があります．なにより完全に清潔である関節腔に異物である針を刺すので，感染を起こさないように注意しなければなりません．そのために，①アルコールで皮脂や汚れを落とす，②ポビドンヨードかクロルヘキシジン含有エタノールでごしごしこすりながら消毒，③ 1 分待つ（本来ならここで「滅菌手袋もしくは指を消毒」となりますが，ボールペンマーキング法では不要），④そして穿刺です（**写真❹**）．

Part 1 外来診療小ワザ集

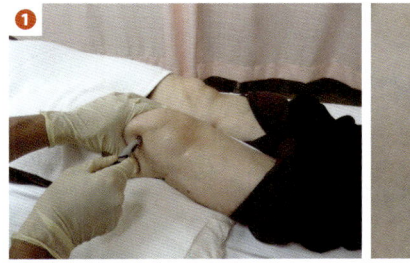

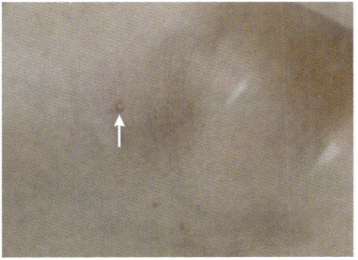

❶

ボールペンを使ったマーキング．芯を引っ込めてペン先を押し付ける．

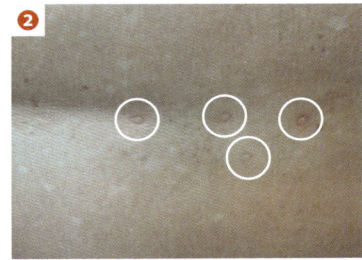

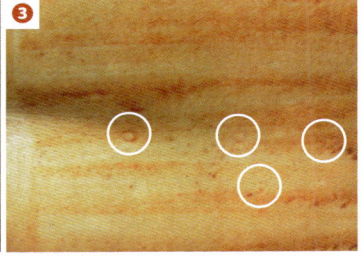

❷ ❸

硬膜外ブロック用のボールペンマーキング．L2/3, L3/4, L4/5 と，L3/4 のななめ下に傍正中アプローチ用のマーキングがある（❷）．イソジン消毒後も観察できる（❸）．

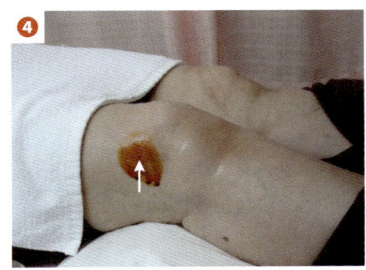

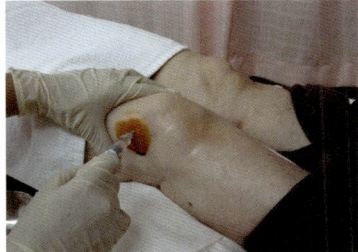

❹

❶でマーキングした部位から関節腔への穿刺．

93

● 看護師さんの手を煩わせないために…… ●

　処置系外来の看護師さんというのは本当に大変で，頭が下がります．彼女たちのおかげで診療が成り立っているといっても過言ではありません．自分が処置に入ったら，手が離せなくなるので，彼女たちの迅速かつ適切な介助がすべてを決めます．目の前の患者さんを前にして，あれこれ言わなくても次々と必要なものが出てくるありがたさは，何物にも代えがたいと思っています．

　しかし，うちの病院では1人の医師が2つの部屋を使って処置系外来をしているため，どうしてもすぐに手が回らないことがあります．最近では，ディスポーザルのスワブスティックポピドンヨード（**写真❺**）という便利なものもあり，特に往診のときなどに使うことがあります．しかし，包装を開ける手間，コスト，ゴミの問題などを考えると，毎回使うわけにもいきません．

　そんなときには洗濯バサミ．イソジン綿球を鑷子で挟んで洗濯バサミで挟んだものを用意しておけば，アルコール綿，イソジン，注射器を次々と座ったまま，手に取れるので，看護師さんの手を借りずに1人で関節注射をすることができます（**写真❻**）．

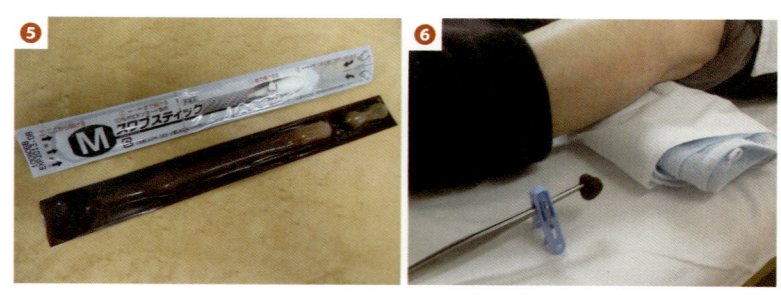

スワブスティックポピドンヨード（❺）という便利なものもあるが，洗濯バサミを使えば代用できる（❻）．

穿刺液に要注意

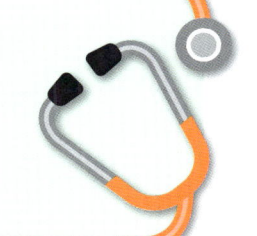

☑ 血液―脂肪滴，濁り―結晶

用意するもの → 顕微鏡，簡易偏光用アナライザ

◉ 関節穿刺で血液が引けたら脂肪滴に注意 ◉

さて，いよいよ穿刺です．

膝の穿刺をして液体を採取したときに，「黄色・透明・混濁なし」ならよいのですが，血液や混濁があるときは要注意．整形外科への相談が必要かもしれません．血液が引けたときには脂肪滴の有無を見ます．脂肪滴は骨髄の流出，つまり骨折をかなり強く疑う必要があるからです．

転倒して左膝を打って腫れてしまった 65 歳，女性．X 線写真では骨折はわかりませんでした（**写真 ❶**）．しかし，関節穿刺で血液が引けて，膿

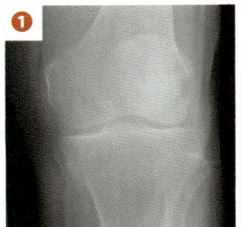

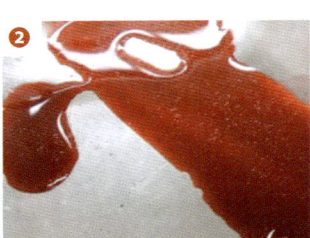

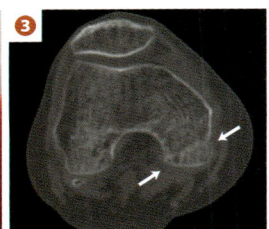

転倒で左膝を打った 65 歳，女性．X 線像上骨折はないが（❶），血性の関節穿刺液に脂肪滴が見られ（❷），CT で骨折が判明（❸）．

盆に流してみると表面にキラキラと脂肪滴（**写真 ❷**）．診察上は靱帯や半月板損傷の所見はないので，CT を撮りました．やはり骨折がありました（**写真 ❸**）．

◉ 混濁した関節液を見たら迅速な対応を ◉

　関節穿刺をして液体が淡黄色・透明であれば，ホッとします．一番多い変形性膝関節症の関節液は淡黄色・透明で，粘度はサラサラです．正常の関節液であれば粘度が少し高めです．

　ところが，混濁があったら一大事！　必ずグラム染色，結晶の有無のチェックが必要です．

　そして，グラム染色で細菌が見つかれば大問題．関節液を培養検査に提出したうえで抗菌薬の投与を開始します．即刻，整形外科医への相談が必要です．関節鏡での洗浄の必要性を検討してもらわなくてはなりません．早ければ数日で関節破壊が始まってしまいます．

　必ずしも医原性で穿刺後の感染とは限りませんが，糖尿病やステロイド投与中などの易感染の患者さんに加えて，アトピー性皮膚炎などで皮膚バリアが破綻している人なども注意が必要です．私はアトピー性皮膚炎の患者さんに穿刺を行う前には，いつもにも増してしっかりと消毒をしています．

◉ 混濁関節液の原因は偽痛風が多い ◉

　細菌性関節炎は見落としてはなりませんが，実際に問題となるのは偽痛風，痛風が圧倒的に多い．そして偽痛風が痛風よりはるかに多い．偽痛風は，ベースに変形性膝関節症がある人で，関節を動かしすぎたときや逆に動かさなくなったときなどに起こるようです．変形性膝関節症があるけれど今まで動けていた人が，脳梗塞や心不全で入院して動かさなくなったときなどによく起こります．入院して 3 日目くらいに突然 39℃の高熱がでて，肺炎もないし，尿路感染もないし，「なんだろうなぁ」と思って診て

みると，片方の膝だけに熱感があって，動かすと激痛があることがあります．こういうときにはまず偽痛風です．関節液を顕微鏡で観察してピロリン酸カルシウムを探します．白血球による貪食像があればほぼ確定です．この場合はステロイドの関節注射で劇的な効果があります．

　85歳のおばあさんが右肘の腫れで来院．熱感あり，圧痛あり，可動域制限ありの状態でした．エコーで見ると関節液貯留があります（**写真❹**）．18Gピンク針を使ってエコー下に穿刺．関節液は黄色でやや混濁が見られました（**写真❺**）．即検鏡です．グラム染色をして，まずは細菌の有無をチェック．たいてい白血球はいるものですが，細菌はいなさそうです．そうして探していると，見つけました．ピロリン酸カルシウムです．白血球による貪食像もあり（**写真❻**），偽痛風で確定です．この患者さんは1%キシロカイン®3mL＋リンデロン®2mgの関節注射1回で劇的に改善しました．

　混濁関節液では，偽痛風よりは頻度は少ないものの，原因が尿酸の場合もあります．高尿酸血症で内服加療中の65歳の男性が膝の腫れで来院．

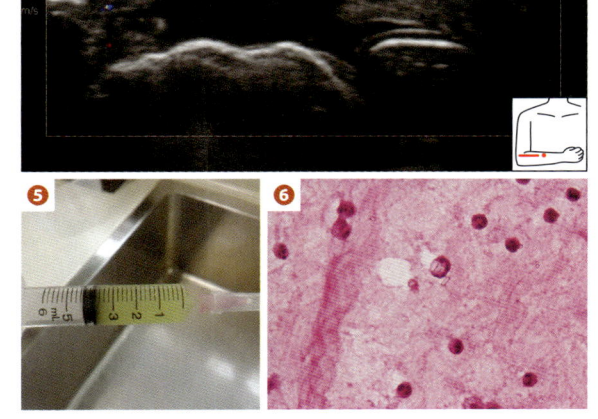

85歳，女性，右肘の腫れで来院．関節液貯留が見られ（❹），関節液は黄色でやや混濁（❺）．検鏡にてピロリン酸カルシウム，白血球による貪食像を検出（❻，グラム染色，×1000）．

穿刺にて黄色混濁液が大量に引けました（写真 ❼）．この場合は針状の尿酸結晶が確認できます（写真 ❽）．やはり貪食像が見られます．写真 ❾ は別の患者さんの関節液ですが，同じように針状結晶が見られます．この写真 ❾ は p.64〜67 で述べた旧式の顕微鏡の接眼レンズから普通のデジタルカメラで撮影したものです．

　通常の母趾発作時と同じように，発作時の尿酸値との関連はあまりありませんが，基本的には高尿酸血症の人に起こります．偽痛風は，熱も痛みもわりと急激に発症しますが，痛風の場合はなんとなく前兆があって，だんだん悪化してくることが多いように思います．p.186 でもご紹介するオススメ本『プライマリ・ケア——地域医療の方法』（写真 ❿）で，松岡

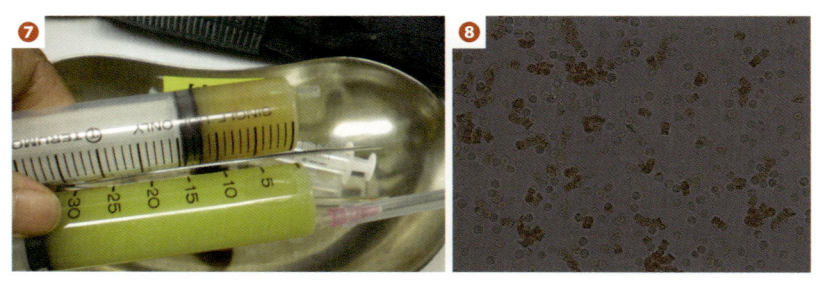

高尿酸血症内服加療中の 65 歳，男性，膝の腫れで来院．大量の黄色混濁関節液が見られ（❼），針状の尿酸血症が見られた（❽，×400）．

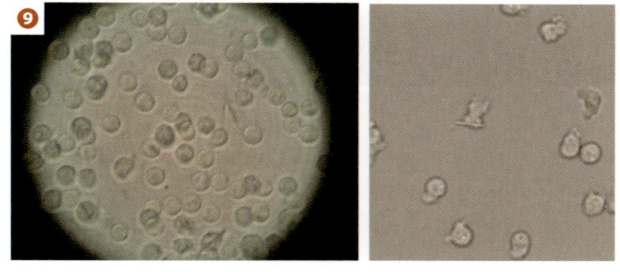

尿酸の針状結晶．左はデジタルカメラのズームで撮影（×400），右は関節液そのままの観察（×400，白血球の貪食像）．

Part 1 外来診療小ワザ集

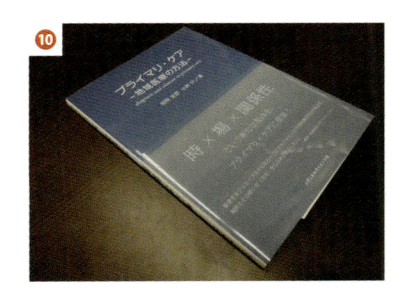

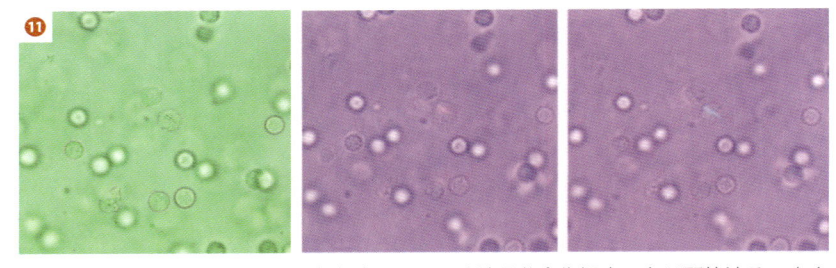

❿

⓫

簡易偏光用アナライザを使った白血球による尿酸結晶貪食像観察．左は関節液そのままの観察（×400），中央はγ軸平行（×400，黄色が尿酸結晶），右はγ軸垂直（×400，青色が尿酸結晶）．

先生も同じように書かれていました．

　偽痛風は結構な頻度で遭遇するので，もし新しく顕微鏡を買うときに余裕があれば，簡易偏光用アナライザ（オリンパス　U-GAN など）を買うと，さらに診断の助けになると思います．簡易偏光用アナライザを使って尿酸結晶を見てみると写真⓫のようにはっきり見えるようになります．

・松岡史彦，小林　只．（2012）．プライマリ・ケア——地域医療の方法．メディカルサイエンス社．

column

整形外科関連の診療ガイドライン

　整形がらみでオススメ本をご紹介．地域で診療をしていると，さまざまな整形外科系の患者さんがやってきます．本書の冒頭で示したように，当院の外科外来の内訳も半数が整形外科疾患です．開放骨折などの一部の外傷を除けば，救急を要する疾患は必ずしも多くはありません．しかし，痛い，動かないなどは QOL を大きく左右します．しかも，大腿骨頸部骨折を起こしても手術はしない，という選択をする超高齢者なども診ていかなければなりません．
　最近，整形外科学会が中心となり，さまざまな診療ガイドラインが出されました．「腰部椎間板ヘルニアの人が何割手術になるのか」とか，「腰部脊柱管狭窄症の保存療法は何がいいのか」など，エビデンスとしてわかっていることとわかっていないことがクリアカットに書かれていてオススメです．

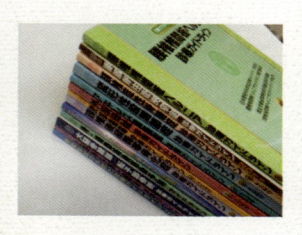

Part 2

外来診療離れワザ集

ワンランク上のテクニック

形成外科的縫合

☑ 真皮縫合を学ぶべし

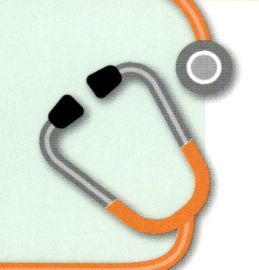

用意するもの　縫合セット，肌色テープ

● 傷を残さないための縫合テクニック ●

　形成外科では，真皮縫合がちゃんとできるかが大事です．露出部に関しては加算が取れます．救急外来で真皮縫合なんかやっていたら，看護師さんに「先生まだですかぁ？」って怒られますけど，手を休めずに縫合しながら「いやいや，460点！」って余裕ありげに答えると，看護師さんもそれ以上言わなくなります．露出部真皮縫合加算は460点です．

　縫合した皮膚はくっ付くのにどのくらいかかるでしょうか？　抜糸はどのくらいのタイミングでするかというと，だいたい1週間ですね．実際のところ皮膚自体は1～2日で付きます．だけど皮下が完全に引っ付くまでには2～3か月かかります．1週間経ったら表面の皮膚は引っ付くので抜糸をするけれど，下の傷は広がり続けます．これが傷が目立つようになる1つの理由です．

　真皮縫合で大切なのは，①結び目が奥に来ること，②表皮から表層の針が通る距離が絶対に同じ深さであること，③表皮で合わせる側の皮膚をしっかり返して，針を垂直に入れること，④皮膚の結節縫合はややゆるめにすることです．もちろん縫合後の皮膚が内反していないことは当然です

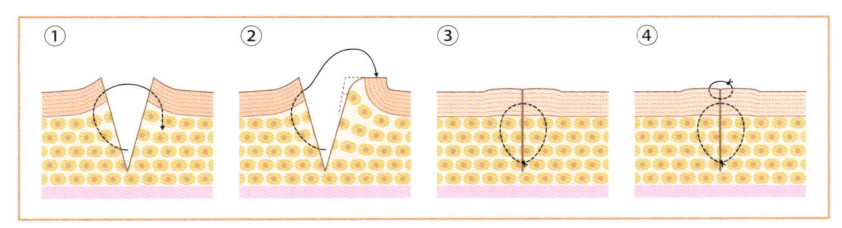

図 ❶　真皮縫合のコツ
①結び目を奥に，②，③真皮から表層の針が通る距離を同じにし，皮膚をしっかり返して針を垂直に入れ，④皮膚の結節縫合はややゆるめに．

（図 ❶）．

　ポイントはナイロン糸を使って皮膚の下層をきちんと合わせて縫っておくこと．キャッチコピーは「内縫いナイロン」．糸は溶けたほうがいいんじゃないかと思いますが，やはり吸収糸は炎症を起こすのでナイロンがいい．顔だったら細めの 6-0 か 7-0 の白ナイロンで残します．逆に，表面の皮膚を合わせる糸は傷が腫れることを想定して，翌日腫れたときに糸で圧迫しないよう，ちょっとゆるめに結節縫合で．繰り返しますが，大切なのは内縫いでぴったり真皮を合わせておくこと！　皮膚の結節縫合は 1 週間も置いてしまうと傷の痕が残るので，3 〜 4 日で抜糸します．また，新しい傷は紫外線で日焼けするので，紫外線を避けるために，抜糸後も肌色テープを最低 3 か月は貼っておくというのが傷痕をきれいにするコツです．

　マットレス縫合はだいたい 1 週間で抜糸しますが，皮下組織が完全に付くには時間が足りないし，残しすぎると皮膚にムカデの足状のキズが残ってしまいます．

● 真皮縫合の実力のほど ●

　ところで写真 ❶ はなんのがんでしょう？　皮膚がん？　そう，皮膚がんであることは間違いない．赤いこの腫瘍は，皮膚がんのどんながんでしょう？

答えは有棘細胞がんです．これを小手術で摘出して（**写真 ❷**），結節でゆるめに真皮縫合したところ（**写真 ❸**），「あれ？　どこだったっけ？」みたいにきれいに治りました（**写真 ❹**）．私はこういうことを初期研修で形成外科を回ったときに学びました．たいしたことではなくて，真皮縫合をきちんとできるようにしておくだけで，全然違います．

　もう1例．**写真 ❺** の患者さんは，目の上にできた腫瘍が気になって気になってしかたがないので，どうしても取ってほしいといって来院しました．

　エピネフリン入りキシロカイン® で局所麻酔をしたのち，メスで切除．6-0 ナイロンで真皮縫合し，その後皮膚を結節縫合しました．3日目に皮膚の結節縫合を全抜糸（**写真 ❻**）．真皮縫合がしっかり効いているので，創は合っています．そのあと，肌色テープを3か月くらい貼ってもらい

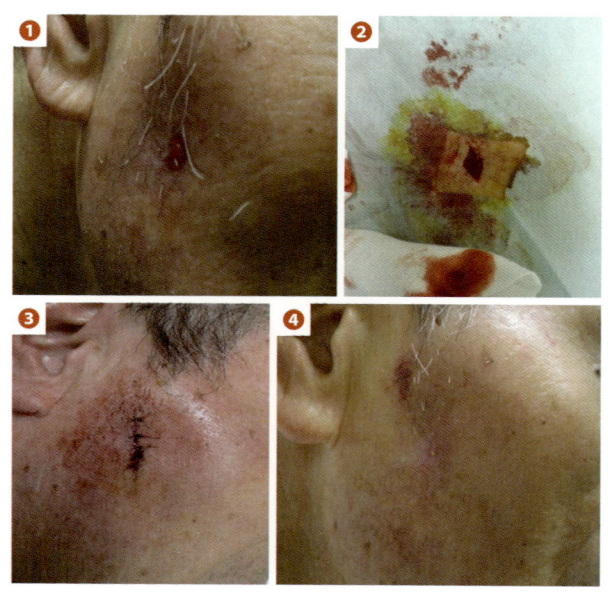

皮膚がんの摘出．きちんと真皮縫合できれば，傷痕がわからないくらいきれいに治る．

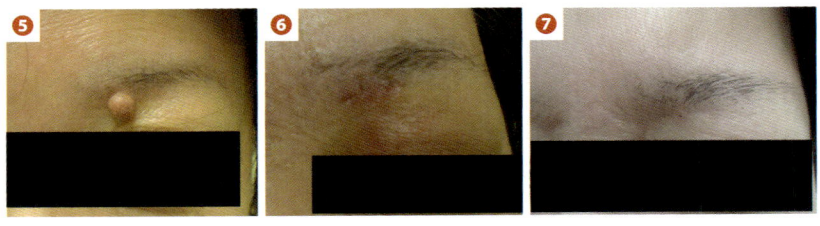

目の上にできた色素細胞性母斑．真皮縫合と結節縫合し，抜糸後は3か月ほど肌色テープで保護．傷痕はほとんどない．

ました．病理は色素細胞性母斑でした．後で内縫いした糸が出てくることがあります．これは引っ張って切って抜けばOKです．傷痕はほとんどわからないと思いますが，どうでしょうか（写真❼）．

column

抜糸を阻む老眼の問題

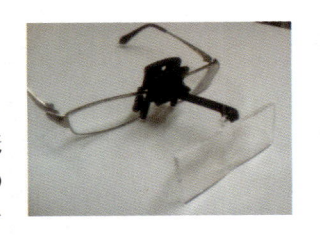

　きれいに縫合するテクニックを紹介しましたが，実は最近，私自身に問題が出てきました．6-0白ナイロンで縫った後，抜糸のときに糸が見えなくなってきたのです．そう，老眼です．せっかくきれいに縫っても，抜糸のときに傷つけしまってはしょうがありません．というわけで老眼鏡の研究をしました．血管外科医や整形外科医が手術場で使うようなものも考えましたが，結構値段が高い（10万円弱〜20万円くらい）のと，わりと重量感があります．なかにはライトが付いているなど，よさそうなものもあるのですが．そのほかもいろいろと検討した結果，山口で開業した友人の重本君が紹介してくれた，エッシェンバッハのルーペを使っています．重さは18gと軽くて，しかも7,000円台とお手頃価格．メガネにクリップオンして使います．メガネをかけていない人にはメガネのツル付きのものもあります．

肥厚性瘢痕

☑ テープと注射と内服薬

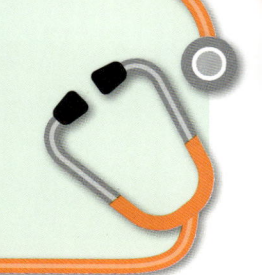

用意するもの → ドレニゾン® テープ，ケナコルト®，リザベン®

◉ 時間が経った手術瘢痕にはステロイドの密封療法 ◉

　皮膚科・形成外科つながりで行くと，結構出合うのが肥厚性瘢痕です．特に，腹部外科手術などでは「がんを取り切って助かったから，手術の痕くらいはまぁいいか」という気持ちで医者も患者さんもあまり気にしていません．それでも時間が経って，美容的に悩んだり，引きつれやツッパリが気になったりして，地域の診療所に相談となるパターンがあります．

　そんなとき，まずはドレニゾン® テープなどのステロイド入りの貼付剤を使います．**写真❶**の患者さんは17年前に行った乳がんの手術創が離開して，二次治癒したけれど，そのままになり，あきらめていた例です．引きつれとかゆみ，そして美容的にも悩んでいました．まずドレニゾン® テープを貼ることを勧めたところ，その時点で「初めて傷の治療を考えてもらえました！」と感謝されました．ドレニゾン® テープはフルドロキシコルチドというステロイド含有の貼付剤です．1枚7.5 × 10cmで1枚の薬価が88.7円．フルドロキシコルチド自体の薬効は高くありませんが，密封療法によってvery strong（作用が非常に強力）に相当する効果が得られます．基本的には1日1回貼り替えます．

❶ ❷ ❸

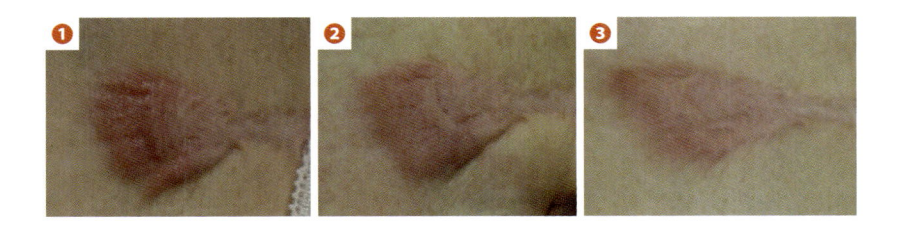

　ドレニゾン®テープを使い始めて半年，かなり色も薄くなり，盛り上がりが少なくなってきました（写真❷）．かゆみもほとんどなくなったということです．

● 「もっときれいに」に応えるステロイド注射 ●

　「治るならもっと治したい」という患者さんの希望もあり，次の治療として，肥厚性瘢痕内へケナコルト® 40mgを注射しました．ただし，この注射はすっごく痛いので，事前に伝えておかなければいけません．それでも少しでも痛くないようにキシロカイン®を混ぜて注射をします．もう1つのコツは圧がかなりかかるので，p.141以降で述べるロック式シリンジを使います．針は細いほどうまく打てていいと思います．だいたい26Gを使っています．注射をした後は，以後の反応性の肥厚を抑えるために，リザベン®の内服で完璧です．これは注射後1か月服用します．写真❸では，肥厚具合がかなり引いていることがわかると思います．患者さんも非常に満足されていました．

● ケロイド治療は専門医へ ●

　肥厚性瘢痕と同じようでも，ちょっと気軽に手を出せないのがケロイド．定義はいろいろありますが，肥厚性瘢痕は傷痕内に収まっているのに対し，ケロイドは傷痕以上にどんどん広がり，どんどん盛り上がります．刺激を与えると与えただけ大きくなっていく可能性があるので形成外科医に相談したほうがいいと思います．ケロイドには要注意．私は触りません．

シェーブ法

☑ 良性の皮膚腫瘍を切除する

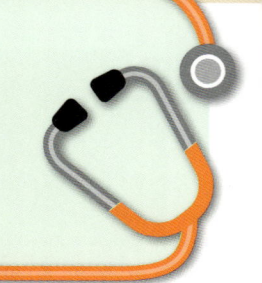

用意するもの　エコー，メス，キシロカイン®，オプサイト®

● **美容上，気になる部分の良性皮膚腫瘍の切除に最適** ●

　基部の直径 5mm 程度の良性の皮膚腫瘍は，シェーブ法で切除するのがオススメです．周囲の発赤など感染徴候がないものが対象になります．表面は，平滑でもケラトアカントーマのような火焔状隆起を伴うものもよいのですが，形がほぼ円形かつ，悪性を疑わせる要因がなく，顔など美容上気になる部分の病変がよい適応です．立ち上がりはどういうふうでもあまり問題でなく，胃ポリープでいうところの山田 2〜4 型が適しています．色がついている場合は，皮溝の色がないか，急速な増大傾向がないか，びらんや易出血性がないかといった悪性所見の有無をチェックしてください．また，超音波で内部エコーも見ておくと安心です．エコーでは内部が不均一でないか，血流の有無，近くに太い血管が走行していないかを見ます．とても浅い病変ですから，ゼリーをたっぷり付けてプローブを付かず離れずくらいの接触で当てれば見やすくなります．

　切除では，まず病変の辺縁 1〜2 か所から局所麻酔をします．1%キシロカイン® は 1mL もあれば十分で，1mL の注射器に 26G の針が使いやすいでしょう．大腸カメラのポリペクトミーの要領で，病変を浮かせるよ

75歳の女性．眼の下にできた皮膚腫瘍をシェーブ法にて切除．半年後（❸）には創はほとんどわからなくなった．

うに局所注射し，1分ほど時間をおきます．この間にカルテ記入をすればさらに時間短縮．隆起した病変をモスキートなどで把持し，メスで削ぎ取ります．

　出血は数分の圧迫で止まりますが，ワルファリン（p.171）内服中の人などはもちろん長めに圧迫してください．傷の保護はオプサイト®（p.88），出血のリスクが高い場合はカルトスタット®の上にオプサイト®．翌日，創のチェックをして，その後は患者さんに処置していただきます．オプサイト®が難しそうな人にはワセリンガーゼをわたします．さらに，切除の1週間後，トラブルがなかったかを確認し，ビフォーアフターの写真を見比べて，患者さんとともに満足して終了となります．

　写真❶は右眼の下のできものを訴えて来院した75歳の患者さんで，シェーブ法で切除しました．写真❷は1週間後，写真❸は半年後です．創はまったくわからなくなりました．ちなみに病理は脂漏性角化症でした．

　簡単ながら満足度の高い処置ですよ．この方法は島根大学皮膚科学教室の千貫祐子先生に教えていただきました．

指ブロック法の究極ワザ

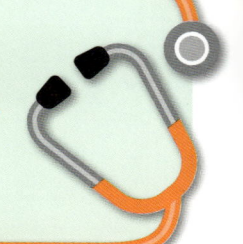

☑ 園畑法

用意するもの　26G 針，キシロカイン®，ゴム手袋

◉ 手足の指先の侵襲的処置の際に最適 ◉

　指の処置で伝達麻酔をすることはよくあります．普通，指のオベルスト麻酔では，指の根元に背側から左右に2回，局所麻酔を注射します．しかし指なので，痛い！　そこで痛みの少ない究極の指ブロック法「園畑法」をご紹介します．これは佐賀大学整形外科の園畑素樹教授が開発・発表された方法です（園畑素樹，2001）．

　まず，MP関節の掌側の指のしわのところに垂直に26G針を刺します（**写真❶**）．キシロカイン®は1.5〜2mL．これで指掌側全体，指背側のDIPより遠位はほぼ大丈夫．ちなみに基節骨中節骨の背側は効きません．爪や指先の処置はこの方法でOKです．

　ついでにゴム手袋などを細く切ったものを指先から巻き付けた後，指先からはずしていって根元で縛っておくと，駆血されて出血せずに処置ができてバッチリです（**写真❷**）．手だけではなくて，足趾の陥入爪の侵襲的な処置のときにも通常はこの方法で大丈夫です．

Part 2 外来診療離れワザ集

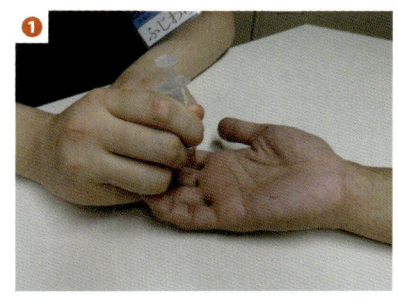

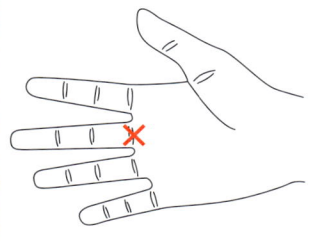

園畑法による指ブロック．MP関節の掌側，近位の指のしわに刺す．

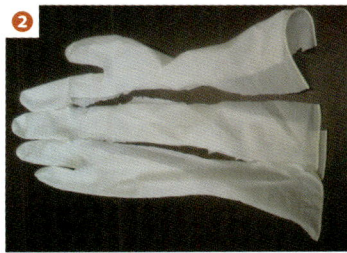

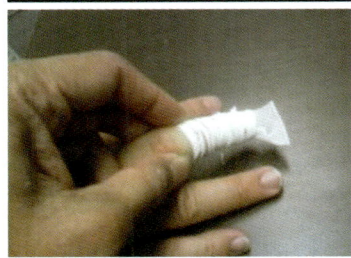

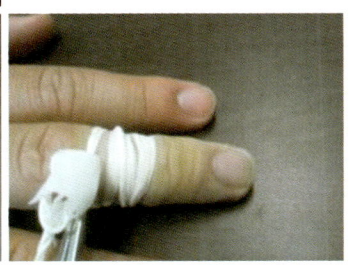

ブロックのついでにゴム手袋などを使って駆血すると指先の処置がやりやすい．

・園畑素樹，浅見昭彦，肥後たかみほか．(2001)．各種1回注入指ブロック法の検討：皮線上皮下1回注入法の有用性．日本手の外科学会雑誌 18（4）：476-479．

ペインクリニック

☑ 基本は仙骨ブロック，理想は腰部硬膜外ブロック

用意するもの → 仙骨ブロックセット，硬膜外ブロックセット

◉ 坐骨神経痛の救世主——仙骨ブロック ◉

　地域で診療していると坐骨神経痛は結構多い．腰部脊柱管狭窄症や，すべり症，椎間板ヘルニアなど，さまざまな原因で坐骨神経痛が起こります．坐骨神経痛もひどくなったら歩けません．歩けないと一人暮らしの高齢者は生活できなくなります．しかし，坐骨神経痛がひどいからって，大学病院に「ちょっと入院させてもらっていいですか？」って頼んでもおそらく断られます．そうすると一人暮らしだったらそこで生活が破綻してしまうわけです．そのときに医者が仙骨ブロック，可能ならば硬膜外ブロックをしてあげて，座薬をわたして，あとは介護のサポートが入れば，自宅での生活は続けられるでしょう．入院施設がない診療所，整形外科やペインクリニックへのアクセスが悪いセッティングでは，仙骨ブロックはできてもいいと思います．

◉ 仙骨ブロックの特徴と注意点 ◉

　仙骨ブロックは正しくは仙骨部硬膜外ブロックと呼ばれ，保険点数は340点．手技はそんなに難しくないので，誰でもできます．薬の特性や

注射針を入れる場所さえきちんとわかれば，誰でもできる．仙骨裂孔（図❶）から入れるので，特にL5，S1などの下位の神経症状だと効果があります．硬膜外腔がどれだけ広いかによるけれども，残念ながらL1，L2などの上位の根症状のときには届きません．

　その仙骨ブロックにもこだわりがあります．体位は腰の下に枕を入れて，仙骨部が突き出すようにしたうつ伏せ．イソジン®消毒後，左手だけ滅菌プローブをつけて示指と中指で仙骨裂孔の場所を確認しながら，右手で注射器を持ちます．10mLの注射器で（ロック式である必要はありません）22Gの普通の注射針．注射針の長さは32mm．23Gよりはコシがあり，カテラン針だと長すぎてくも膜下ブロックになるリスクがあるのでこの選択です．針先もfaceが上向きになるようにしています．また，準備を間違えないように，うちの病院には仙骨ブロックセットとして，必要物品をまとめてチャック付きクリアケースに入れてあります（写真❶）．

　基本的に，手技としては難易度の高くない仙骨ブロックですが，難敵は栄養たっぷりのご婦人です．仙骨角が同定できないことがあるのです．そんなときには，p.126以降で紹介する離れワザ，エコーを使いましょう．短軸方向にプローブを当て，左右の仙骨角を描出し，イソジン®で消毒して，交差法で針を刺します．手間はかかりますが100％成功します．

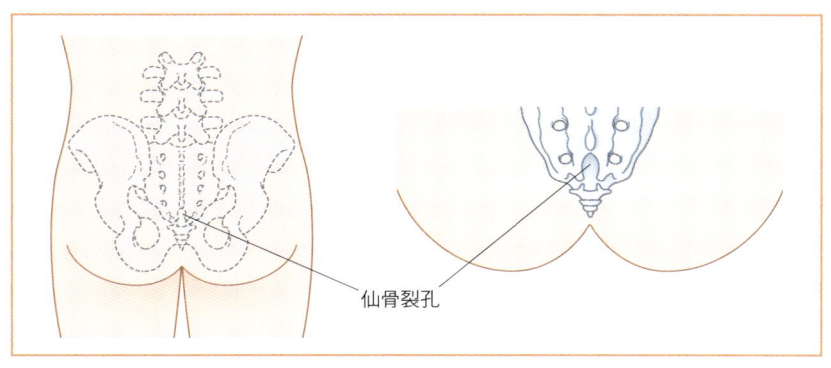

仙骨裂孔

図❶　仙骨裂孔と骨盤の構造

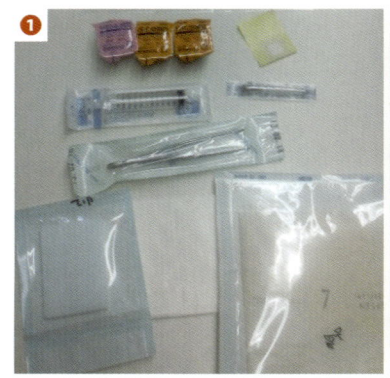

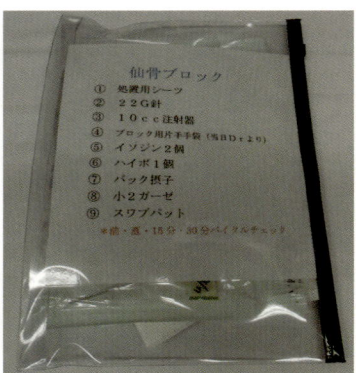

仙骨ブロックの必要物品はパッキングしている．

● 上位の根症状には腰部硬膜外ブロック ●

　L1，L2，L3 の根症状でどうするか．少し上級編になりますが，傍正中の腰部硬膜外ブロックになります．当然のように硬膜外ブロックセットもつくってあります（**写真 ❷**）．1％キシロカイン®，0.25％マーカイン®（痛みの程度によって使い分けます），5mL シリンジ（硬膜注の薬剤用），10mL シリンジ（局所麻酔用），23G カテラン針，18G 針，2mL ガラスシリンジ（硬膜外腔陰圧確認用），滅菌手袋など．硬膜外針は八光ディスポーザブル硬膜外針 22G×80mm（直）を使っています．腰部硬膜外ブロックの処置保険点数は 800 点です．

　神経根症状のそばの硬膜外へ薬を入れるので，ばっちり効けば無敵ですが，硬膜外腔の陰圧がわからなくて，くも膜まで穿刺してしまうことがあります．椎体を変えて注射をやり直すのですが，このとき，先にくも膜にあけた穴から局所麻酔薬が入ってしまうと，腰椎麻酔になってしまい，麻酔が切れるまで観察が必要になります．こうなると診療所ではちょっと厳しい．というわけで，これは上級編です．

　また，かなり神経の近くに針が入るので，処置後の局所血腫も起こって

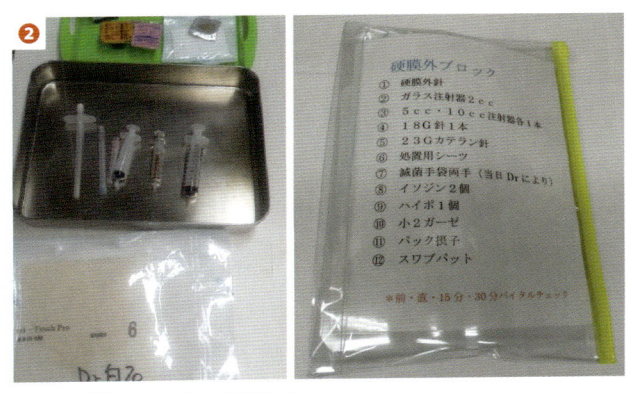

腰部硬膜外ブロックの必要物品.

はならない合併症です．したがって抗凝固療法や抗血小板療法を行っている患者さんにはやりません．

　なぜ正中ではなくて傍脊柱かというと，若者なら問題ないのですが，えてして硬膜外ブロックが必要になるような高齢者は腰椎すべり症があったり，骨棘があったりと，変形が強く，あるべきところに穴がない．傍脊柱アプローチだと硬膜外腔に垂直ではなく，接線方向でアプローチするので，硬膜外腔に達する確率がかなり上がると思っています．

column
パウダーフリーの滅菌手袋

　仙骨ブロックセット，硬膜外ブロックセットは**写真❶**のように管理しています．**写真❷**の手前側にある「Dr.白石」と書いてある物品，実は前ページの**写真❷**の手前側にもちらっとあるのですが，これは滅菌手袋です．ただし，私はパウダーアレルギーで，いわゆる普通のパウダー付きの滅菌グローブが使えません．

　15年前には普通の滅菌グローブが一双100円ちょっとだったのに対し，パウダーフリーの滅菌手袋は300円弱の値段でした．結構高い．それで普通の未滅菌の箱買いのパウダーフリーの手袋をたたんで，もともとある滅菌用の紙にセットして，何かのついでにガス滅菌をかけて，準備していました（**写真❸**）．

　ちなみに，現在はパウダーフリーの滅菌用手袋もずいぶん安くなって，一双120円くらいになっています．

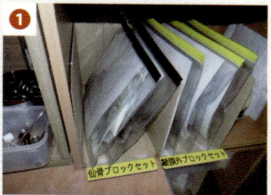

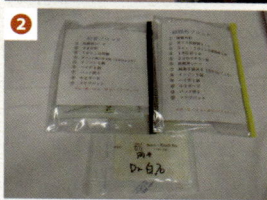

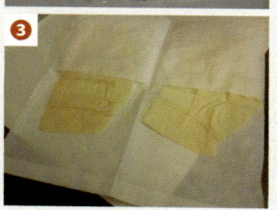

脳梗塞

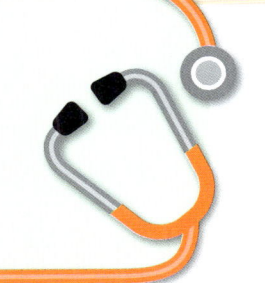

☑ rt-PA を使いこなす

用意するもの　rt-PA

◉ 大きく変化した脳梗塞治療 ◉

　医療はどんどん進化しているようでいて，実は本当に進化していることってそんなにないものです．けれど脳梗塞の治療方法に関していえば，この10年で大きく変わりました．

　アルテプラーゼ（rt-PA：商品名「グルトパ®」「アクチバシン®」）は血管内に注入して，血の塊を溶かす薬剤です．2005年に発売されました．この薬剤は，発売当初は脳梗塞発症後3時間以内に使用すると定められていました（2012年8月から4時間半以内に延長）．これは発症から時間が経つと，血液の流れなくなった血管は脆くなり，そこに血液が流れ出すと血管が破れて脳内出血が起こる危険性が高くなるからです．

　rt-PAの効果については，適応通りに投与したら100例中30例は動かなかった手足がみる間に動くようになります．けれど20例は必ずしも症状は出ないものの頭蓋内出血が起こって，1例は亡くなる——という数字が伝えられています．わかりやすくいうと「100例中30例は麻痺なしで帰れるけど，1人は死にます．どうしますか？」という話です．これを患者さんの親族に伝えて「同意します」と書かれた書類にハンコをついても

らってからでないと rt-PA は使えないので，なかなか思ったほど使用例が増えていきません．

● 日頃から患者の治療に対する希望を聞き出しておく ●

「脳梗塞発症後 3 時間以内に投与する」というのが，私たちにとってポイントでした．仮に脳梗塞を発症した人がうちの病院に来て，急いでヘリコプターを呼んで本土の専門医のいる病院まで運ぼうとしても，ドクターヘリで早くなったとはいえ，夜間ならまず発症 3 時間以内に rt-PA を使用することはできません．なので rt-PA の投与は，私たちの病院でやるべき治療ということになります．もちろん「3 時間以内」が「4 時間半以内」になっても，このスタンスは変わっていません．

　私たちは，ほとんどの患者の家族背景がわかっていて，患者さんがつねづね「一番大事なことはぽっくり逝くこと．息子の嫁に迷惑をかけずに死にたいわ」と言っていたことなどを知っています．もっというと，この患者さんの長女は東京で看護師をやっているなどの情報をもっているので，その長女に電話をして「どうする？ rt-PA 使う？」と聞くこともできるわけです．家族背景などがわからなかったら，型どおりに「どうされますか？ かくかくしかじかで，ではハンコを押してください」という手順になるけれど，信頼関係が築かれているので，私たちを信頼してくれている人には勝負をかけられます．特に塞栓で中大脳動脈領域が詰まって脳が半分やられてしまうような場合，100 分の 1 の確率で亡くなったとしても，100 分の 30 が麻痺なしですむならば，本人はもちろん家族も「使ってくれ」って言うだろうなという実感があります．

　ふだん私は，月に 1 回の健康教室などで「今度こういう脳梗塞の薬が出たよ．どうする？ 使いたいと思う人は手を挙げてくれたらカルテに書いておきます．あるいは家族にちゃんと伝えておいてね」と言っています．

◉ 専門医でなくてもできる治療 ◉

　2007年には解離性動脈瘤で脳卒中の症状が出た患者にrt-PAを使って，出血が止まらなくて亡くなった例が報告されています．私は脳外科や循環器の専門医ではないのですが，代わりにエコーは頭からつま先まで全部やります．心臓のエコーを見て心タンポナーデがあるか，頸動脈エコーを見て頸動脈に解離があるかどうかは，すぐパッとわかるので，rt-PAを使えるか十分に検討してから使うことができています．

　rt-PAを使う医師には，一応，日本脳卒中学会主催の2〜3時間くらいの講習を受けておいたほうがいいといわれています．受講の縛りはありませんが，うちの病院では「チャンスがあったら受けといたら？」という話をしています．受けると講習修了証をもらえます（**写真 ❶**）．

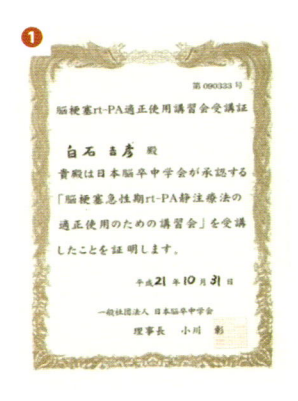

脳梗塞rt-PA適正使用講習会受講証．rt-PA使用にあたって，できれば受講しておきたい．

・脳卒中合同ガイドライン委員会．脳卒中治療ガイドライン2009．　http://www.jsts.gr.jp/main08a.html

関節リウマチ

☑ 抗TNFα製剤の使い方

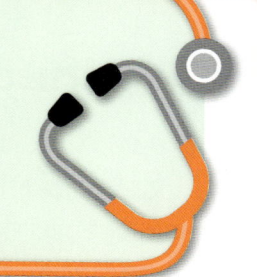

用意するもの　抗TNFα製剤，リウマトレックス®

● 次々と登場する新規リウマチ治療薬 ●

　リウマチの治療法も，この10年で大きく変わりました．抗TNFα製剤が次々と出ています．レミケード®は1本10万円，エンブレル®は1週間に1回で1回分3万円と大変高価です．

　レミケード®は点滴で投与して，TNFαをブロックするという作用があります．ただ中和抗体ができてしまうのでリウマトレックス®を併用しなくてはいけません．最初に投与してから次の投与は2週間後，3回目の投与は投与開始の6週間後に行い，4回目以降は8週間ごとに投与します．

　エンブレル®は週1回注射です．以前は25mg製剤しかなくて週に2回打たなければならなかったのが，今は50mg製剤が登場して，週1回ですむようになりました（自己注射が可能）．

　このほか，最新の治療薬としてはヒュミラ®，シンポニー®，シムジア®，IL-6をブロックするアクテムラ®，T細胞系のオレンシア®というものが出てきています．ただし，免疫を落として結核になったり，重篤な真菌症，B型肝炎を持っている人は悪化したりすることがあるので，事前にそれらの危険性の有無をチェックしなくてはなりません．

◉ 島の患者さんのニーズに応えるために ◉

　抗TNFα製剤も，出た当初はリウマチ専門医しか使ってはならないということでした．私たちはリウマチ専門医ではない．けれども，じゃあここで抗TNFα製剤を投与してあげなければ，この島のリウマチ患者さんはどうすればいいのでしょう？　治療のために船に乗って本土の大学や専門医のところまで行くかっていうと，そんな簡単なことではないのです．リウマチで手が曲がっている患者さん，膝が痛くて歩けないというお年寄りに対して，「○○まで行ってください」なんて，絶対に言えない．だから私たちは発売当初（10年前）から抗TNFα製剤を使っています．抗TNFα製剤が登場したときは，劇薬のうえ高価だったので，失敗できないから，しっかり勉強しました．

　病院によっては，リウマチは整形外科医が診ているところもあります．昔はリウマチの治療法がステロイドくらいしかなかったので，関節がダメになったら人工関節にするということで整形外科医が診るという流れでした．しかし，リウマチはやはり全身の膠原病なので，本当は総合内科医，あるいは膠原病内科医が診るべき病気なんだろうと思います．抗TNFα製剤によって，早期診断早期治療ができれば，もはやリウマチは治る病気になったといえるかもしれません．

子宮留膿腫

☑ 高齢の寝たきり女性の場合は疑ってみる

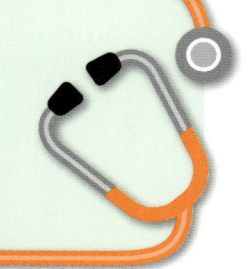

用意するもの
クスコ，ライト，ネラトン，長鑷子，培養容器，洗浄用生理食塩水，注射器など

● 寝たきりがもたらす病気に注意 ●

　高齢の寝たきり女性が，なんとなく微熱が続くけど訴えがない．そのときに忘れてはいけないのが子宮留膿腫です．女性ホルモン（エストロゲン）が少なくなって子宮の頸管が硬くなり，分泌物が出られなくなって，溜まってしまうことで発症します．そこへ感染し，膿が溜まり，しかも寝たきりなので下に出ない．健康で立って歩いている間は，分泌物が溜まっても，下に向かって，いらないものが流れ落ちるけれど，寝ているという状態は人間の本来の姿ではないので溜まってしまうんですね．同じ理由だと思うのですが，地域の高齢者には思っている以上に総胆管結石の患者さんがいます．

　高齢のおばあちゃんの子宮留膿腫患者を大病院に送ったら，あまりよい顔はされません．普通の内科医や外科医が子宮を診るかというと，やはり診ません．けれど，うちの病院は離島なので診ます．「産婦人科医がいませんから」といって，ほかの病院を紹介したら，紹介先で診てはもらえるでしょうが，寝たきりのおばあちゃんを紹介しても，たぶん喜ばれないと思います．

◉ ドレナージで軽快，でも用意は周到に ◉

まずクスコで診て，子宮口をクッとこっちに向けてネラトンを入れます．すると溜まっていた膿が出てきます．この膿は嫌気性菌であることがほとんどで，すごく臭います．換気扇はもちろん扇風機を回して部屋の換気にも十分配慮しましょう．2年に1人くらいの割合で患者さんを診ます．子宮はやわらかくよく伸びるので，嫌気性菌がいくらでも溜まってしまいます．破裂した嫌気性菌が腹のなかに広がって亡くなる人もいる病気です．子宮口からドレナージが効けばエストロゲン膣錠を入れてあげると，それだけで治ります．ついでに子宮頸がん検診もしてあげるといいでしょう．

クスコは1個1,000円くらいでディスポーザブルのものがある（写真❶）ので，1つ用意しておいてもいいかもしれません．ただし，慣れない処置のときは準備をしっかりとしないと，きちんと手技を遂行できません．体位をとった後で患者さんを待たせたりしないよう，ライトを照らす準備，ネラトン，長鑷子，培養容器，洗浄用生理食塩水や注射器などの用意，そういう配慮をぬかりなくしておいてください．何度もやり直すのは気まずい処置です．

この対応については，当院で4年間働いてくれた横田君がまとめてくれました（横田和久，2009）．

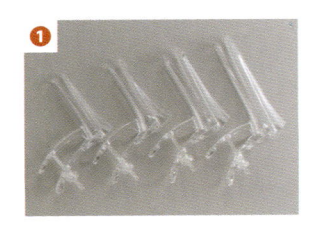

❶

・横田和久，星野和義，黒谷一志ほか．（2009）．婦人科医不在の離島で発症した子宮留膿腫の1例および当院における子宮留膿腫の検討．月刊地域医学 23（6）：434-438．

大腿骨近位部骨折

☑ 在宅での診断の裏ワザ

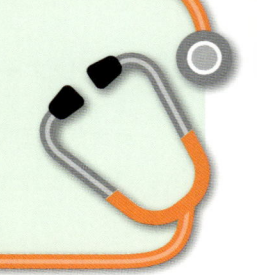

用意するもの → 聴診器

● 在宅での大腿骨近位部骨折診断には聴診器を使う ●

　高齢者が転んだ，その後から歩けなくなった，とくると，誰でも大腿骨近位部骨折を疑います．しかし，明らかに身体所見から疑わしいときでも，X線写真ではっきりしないことがあります．ときには，独歩で来院することもあります．転位が起こっているような骨折なら，身体所見とX線写真から見落とすことはないと思いますが，ほとんど転位がない場合や一部骨性に連続の残った不全骨折などでは，初診時には診断が困難な場合があります．特に在宅では，普通X線写真は撮れないので診断に苦慮する場合もあると思います．在宅でなんとか暮らしている患者さんを病院・診療所まで連れてきてX線撮影をするかどうかを迷います．

　そんなときには試してみてください．聴診で診断．恥骨に聴診器（膜型）を当てて，左右の膝蓋骨を指先で叩打します（図❶）．骨折があると音の伝わり方が違うんです．といいながら，これは完璧な方法ではないので，ほとんどズレのないような場合は同じように聞こえることもあります．

　ただ，10秒でできること，痛みがないこと，道具も聴診器だけですから，ぜひ試してみてください．この方法は，総合医スキルアップセミナー

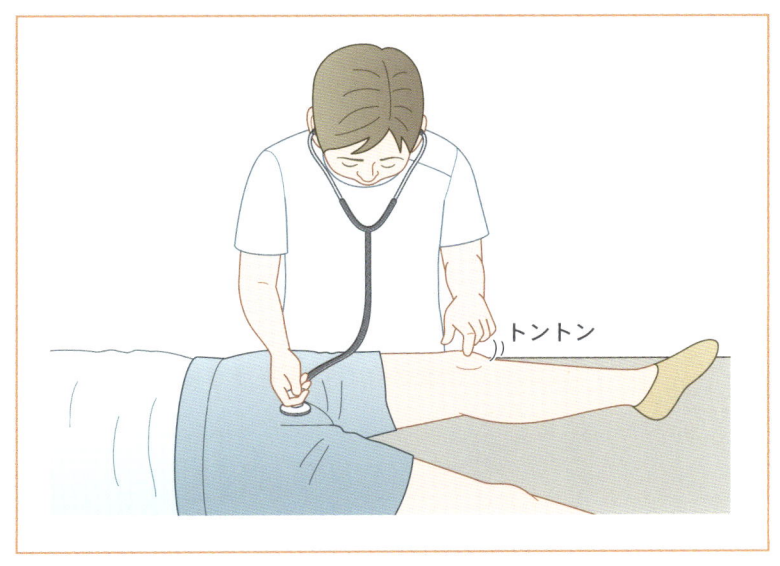

図 ❶ 聴診器を使った大腿骨頸部骨折の診断
恥骨に聴診器 (膜型) を当てて，左右の膝蓋骨を指先で叩打する．

の徳田安春先生のフィジカル診断で習いました．

・File P, Wood JP, Kreplick LW.（1998）．Diagnosis of hip fracture by the auscultatory percussion technique. *Am J Emerg Med* 16（2）：173-176.

外来エコー大活躍①
──肋骨骨折

☑ X線写真よりも圧倒的に見える，0.2mmでも！

用意するもの

エコー，将来的には仮骨を促す機械も……？

　うちの病院では内科も外科も，外来の引き出しに**写真❶**のようなものが入っています．肋骨骨折を疑ってX線写真を撮るときには，「ここが痛い」という場所を患者さんに押さえてもらいます．そこにテープでゼムクリップの切れ端を留めてX線写真を撮ります．ゼムクリップはX線写真に金属の点として写りますから，その周辺で折れているところはないかを探すわけです．**写真❷**は肋骨が折れている人のものなのですが，写りが悪くて骨折の場所は残念ながらよくわかりません．

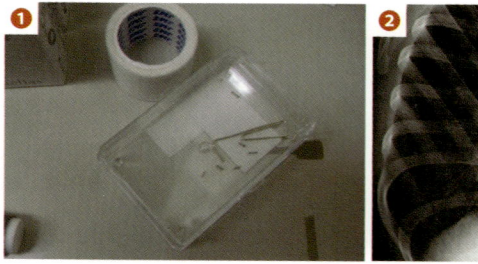

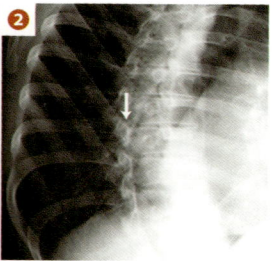

骨折した場所を確認するためのゼムクリップ（❶）．ゼムクリップは❷の矢印のところにあるがわかりにくい．

◉ X線より，MRIより，エコー ◉

そこで肋骨の骨折を診るのには，じつは圧倒的にエコーがすばらしい，というお話です．

写真 ❸ は肋骨をエコーで短軸に見ています．本来，肋骨の上には黒いものなんてないのですが，この写真は黒いのがちょっと出ているのが見えます．骨折で血が出た跡です．骨が折れたら絶対に血が出るので，血が出たところを探すと段になっているところが見つかります（**写真 ❹**）．1か所折れているところを見つけたら，必ずその上の肋骨を見る．下の肋骨も見る．続きの数本が折れていることはよくあります．ちなみにそれを長軸にすると**写真 ❺** のように見えます．血が出て溜まっています．この血を短軸方向に輪切りにして見つけていきます．この写真では，骨と骨がかなり離れているように見えますが，実際には 2mm しか離れていません．2mm っていったら，X線写真では「もしかしたらわかるかも」という程度です．ちなみに**写真 ❻** は 0.8mm．これはX線写真で見つけるのは不可能でしょう．それでもエコーならこのくらい見えます．

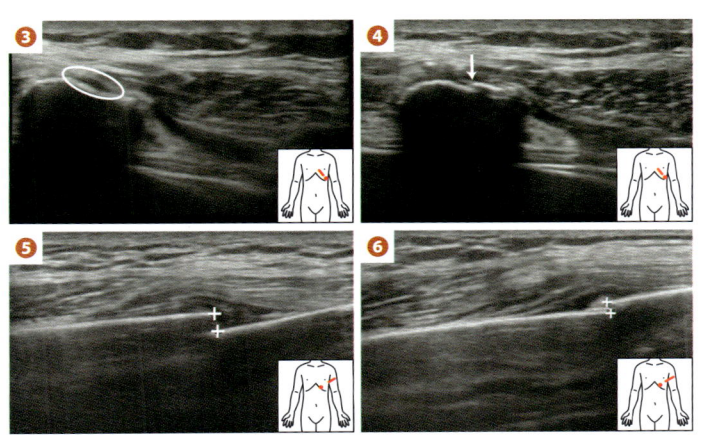

肋骨骨折のエコー像．❺ の骨同士の間は 2mm 程度，❻ は 0.8mm．

ちなみに 1.5 テスラの MRI で 2 つの離れている場所を判別できる限界が 0.6mm といわれています．でも，うちの病院に置いてあるハイエンドのエコーでは，0.2mm を見分けられます．しかも MRI と違って動かせる．MRI に比べれば値段も安いし，痛くもないし，時間も早い．地域医療にエコーは必須ですね．

　肋骨骨折だったら感度 100％かなというくらい，エコーはよくわかります．10 年くらい前にデジタルエコーに変わって，デジタル処置で表層のアーチファクトが処理できるようになったので，格段に画像がよくなり，いくらがんばっても見えなかったものまで非常によく見えるようになりました．

◉「折れているか，いないか」は患者さんにとって重要な問題 ◉

　とはいっても，肋骨骨折の治療は，結局バストバンドを巻くだけなので，大きな違いはないだろう，というご指摘もあるかと思います．しかし，肋骨骨折だと最初の 1 か月はかなり痛い，2 か月でまあまあ，3 か月で痛みがなくなって治るという感じです．これだけ痛みが続くのに「折れているか，折れていないか」に患者さんが合点がいくかどうかは，非常に重要だと思います．

　また，最近はサッカー選手のベッカムが疲労骨折を 2 週間で治したときに使われたという「オステオトロン」という仮骨を促す機械があるそうで，エコーで骨折部位をマーキングして，そこへピンポイントでこの治療機器を当てると早く治るというようなことができる時代が，もうすぐ来るはずです．数十万円の製品が出てきていて，しかもレンタルあり．ただし現在は，四肢の骨折の観血的治療後のみ保険適応で，肋骨骨折は保険適応ではありません．

◉ エコーを使って治癒の過程を見てみる ◉

　ついでに，エコーを使えば骨折が治っていく過程もつぶさに見ることが

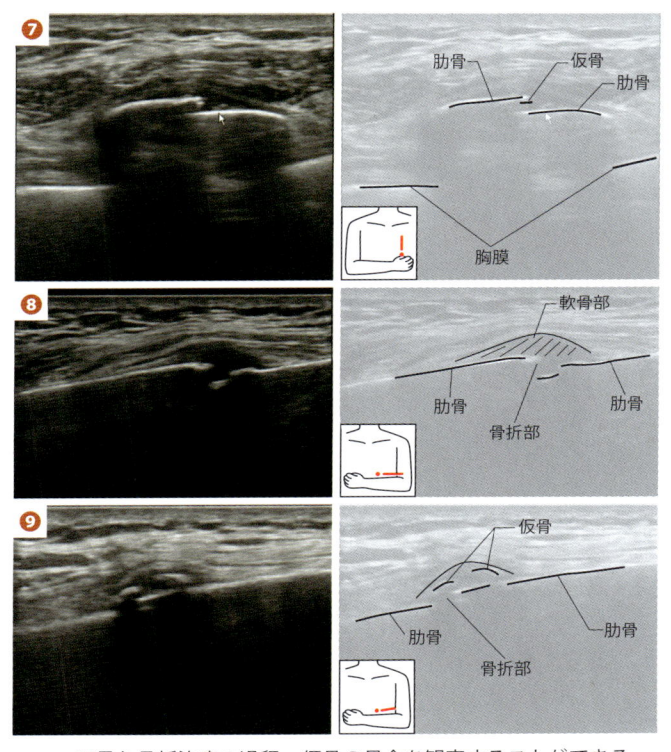

エコーで見た骨折治癒の過程．仮骨の具合を観察することができる．

できるのでご紹介します．骨折から3～4週間程度で骨折の間に白い骨がぽつぽつと出てきます（写真❼）．この状態になれば，バストバンドをはずしてもほとんど痛みが出なくなります．この時点でX線撮影をしても，仮骨の具合はほとんどわかりません．長軸では，軟骨がブリッジするようなかたちで見えるようになります（写真❽）．その後，その軟骨のなかに次々と仮骨が現れて治っていきます（写真❾）．

・皆川洋至．（2010）．肋骨骨折診断における単純X線検査と超音波検査の比較．日本整形外科超音波研究会会誌 21（1）：46-50．

外来エコー大活躍②
── 蜂窩織炎，ベーカー囊胞

☑ 一目瞭然

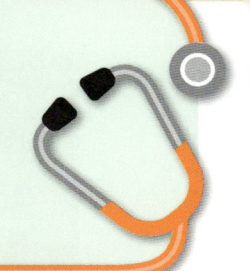

用意するもの → エコー，18G ピンク針

　15年くらい前，整形外科医の間でエコーのブームがあったのですが，そのときにはエコーの画質が悪すぎて，しかも再現性に乏しいという理由で，みんなあきらめちゃったんです．ところが今，エコーの性能がすごくよくなってきたので，たとえば「X線とエコーのどちらのほうが肋骨の診断能力が高いか」っていう論文が，日本でもやっと出始めています（海外ではもうずいぶん出ています）．ちなみに，韓国やドイツでは，整形外科の専門医になるためにエコーのトレーニングが必須になっています．

　というわけでうちの病院の外科外来診察室にはエコーが常備してあります（写真❶）．「肘が痛いな」とか言われたら，肘を診る前に（本当は肘

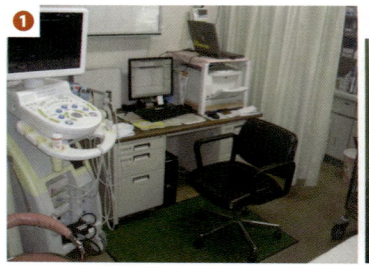

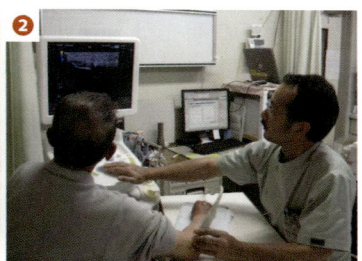

外科外来診察室にはエコーを常備．

をちゃんと診てからだけど）エコーを当てちゃいます（写真 ❷）．

● **患者さんも視覚的に確認できて安心** ●

では実例です．この患者さんは肘が腫れて受診しました（写真 ❸）．エコーでどこが腫れているかを見てみると，皮膚と筋肉の間です（写真 ❹）．腫れていないほうの腕と比較してみると（写真 ❺），皮下組織がかなり腫れているというのがわかります．これは筋炎でも腱炎でもないし，皮膚の丹毒でもなくて，蜂窩織炎ですという診断に至ります．しかも腕は2本ありますから，健側と比較ができて一目瞭然です．

写真 ❻ は膝の裏のベーカー嚢胞です．血管や神経の場所もきちんと同定できて，嚢胞が関節につながっているところも確認できます（写真

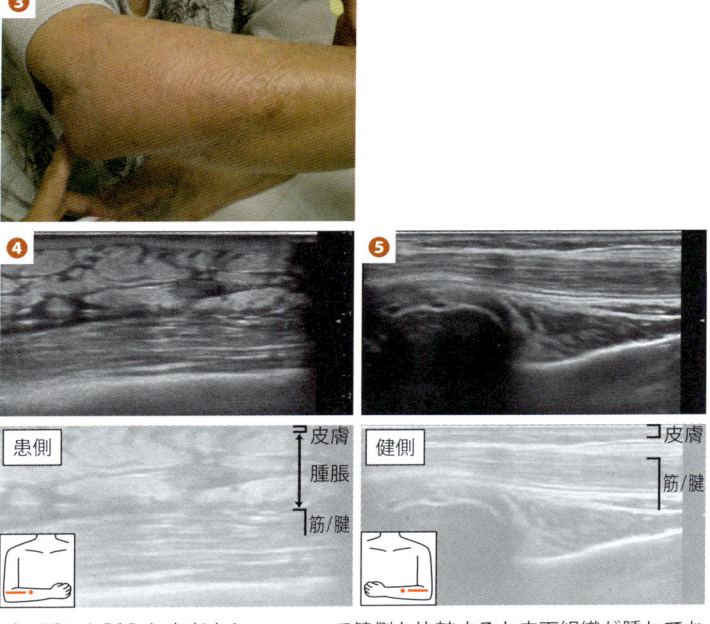

肘の腫れを訴えた患者さん．エコーで健側と比較すると皮下組織が腫れており，蜂窩織炎と診断．

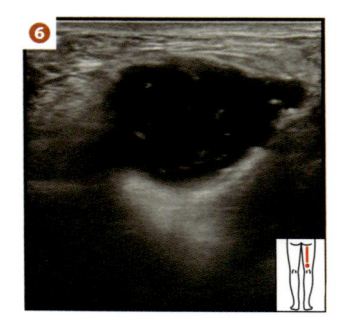

膝の裏のベーカー嚢胞．
18G ピンク針で嚢胞内容
物を抜くことができた．

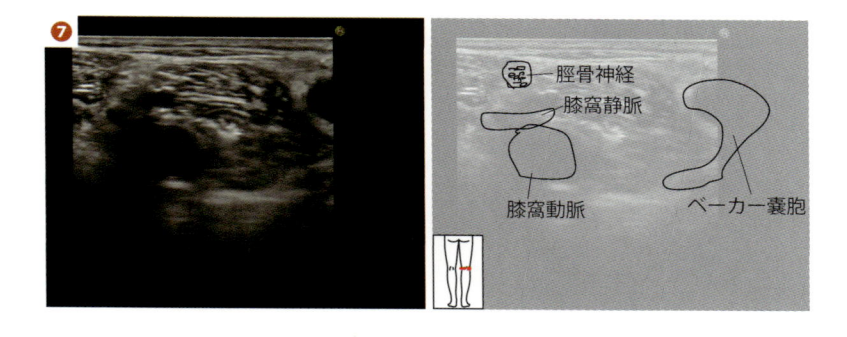

脛骨神経
膝窩静脈
膝窩動脈　　ベーカー嚢胞

❼）．エコーを見ながら 18G ピンク針を刺して，危ないところに当たることなく，ゲル状のものを抜くことができました．ちゃんと針先を確認しながら穿刺するので安全です．こうした様子が患者さんにもパッと見てもらえるので，信憑性が高まりますね．

column
へき地医療の障壁

　離島に限らず，へき地医療を行う場合，まずネックになるのがパートナー．自分はよくても相方がその地域で充実してすごせるかどうかは，へき地医療を続けられるかどうかの大きな問題です．

　その次が子どもの教育です．自分が受けたのと同じ教育環境は必ずしも望めません．長男のときには同級生が4人で複式学級でした．4人では落ちこぼれることもできません．現在は3つの小学校が統合しましたが，それでも全校で100人．1学年10人ちょっとなので，サッカーも野球もできません．勉強する子は高校進学時に島後の隠岐高校や本土の進学校に進む文化があるので，親離れも子離れも非常によい感じです．

　その次は，おそらく親の介護の問題などが出てくると思います．

　これらにどう対応していくかも，へき地医療を続けるカギになります．

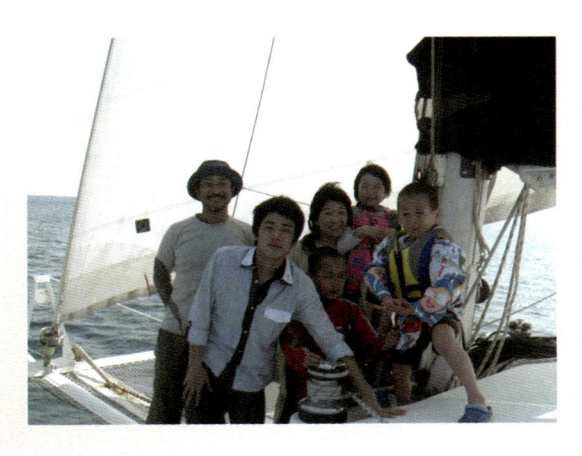

外来エコー大活躍③
──肉離れ

☑ 治療過程も見えます

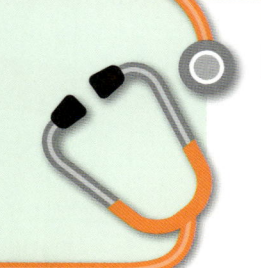

用意するもの　エコー，弾性包帯，着圧ソックスなど

　肉離れ．北京五輪の前に，野口みずき選手が大腿に肉離れを起こして，MRIを撮るために日本に帰って来ました．けれど，わざわざMRIを撮らずとも，肉離れはエコーでわかります．

● 腓腹筋の肉離れは外側から内側へ追いかけて見る ●

　写真❶の患者さんは腓腹筋の内側頭の肉離れですが，健側に比べ，患側はプチッと線維が切れていて，血が溜まっています．肉離れの頻度は腓腹筋の内側頭が一番多いので，腓腹筋の場所さえ知っていれば，エコーで外側から内側へ追い掛けてみる．それに，患者さんが「ここが痛いです」といっているのに，なんだかわからないときには，時間はかかるけど反対側の同じところと見比べてみれば，「ここおかしくない？」などと，患者さんと相談しながら検査できます．

　この患者さんは2週間後に**写真❷**のように血液が出て溜まっています．あまり血液が溜まると治るのに時間がかかってしまうので，エコーを見ながら針を刺して抜きます．4週間後になると，肉離れの周囲に新生血管ができてきています（**写真❸**）．やがて腓腹筋とヒラメ筋の間にたまった血液が徐々に吸収されて，線維化した組織に変わって治ります（**写真❹**）．

Part 2 外来診療離れワザ集

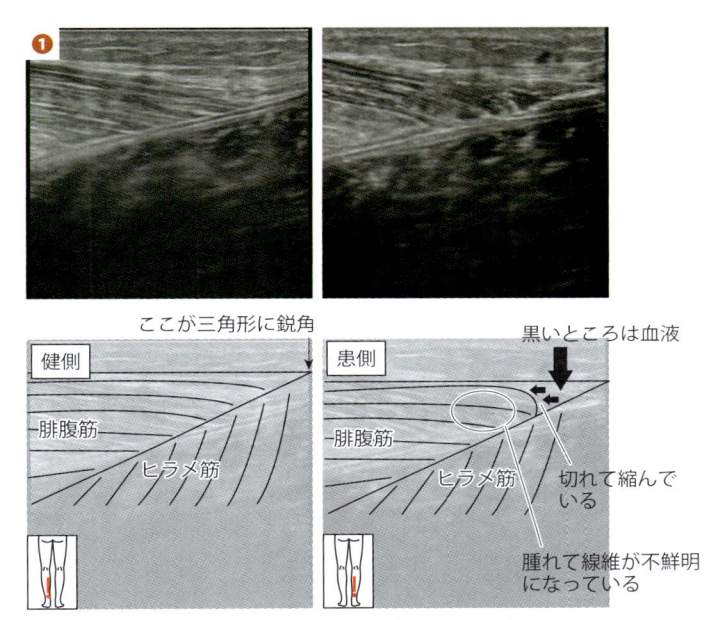

❶

ここが三角形に鋭角　　　　　黒いところは血液

健側　　　　　　　　　　　患側
腓腹筋　　　　　　　　　　腓腹筋
ヒラメ筋　　　　　　　　　ヒラメ筋　切れて縮んでいる
　　　　　　　　　　　　　腫れて線維が不鮮明になっている

腓腹筋内側頭の肉離れ（右）．健側と比較するとよくわかる．

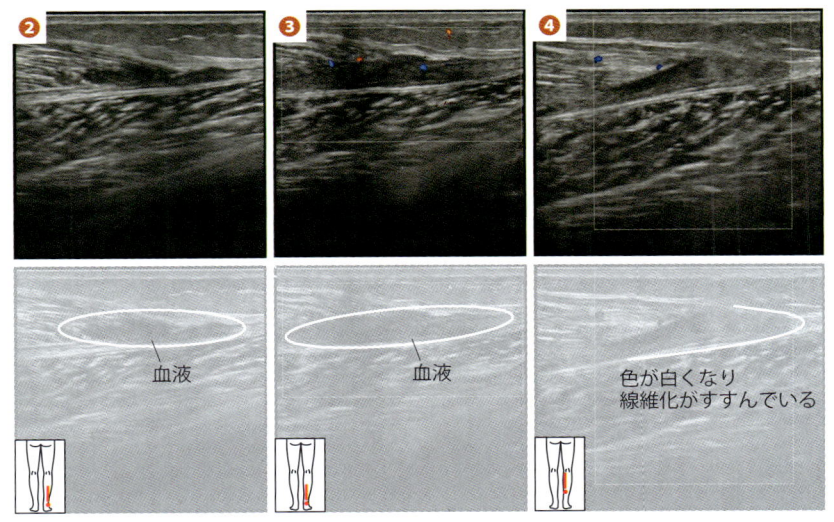

❷　　　　　❸　　　　　❹

血液　　　　血液　　　　色が白くなり線維化がすすんでいる

腓腹筋内側頭の肉離れの治癒過程．❷は2週間後，❸は4週間後，やがて線維化組織に（❹）．

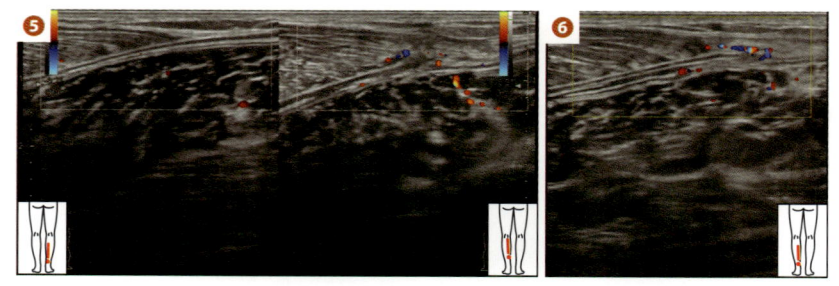

有名なトレイルランナーの腓腹筋内側頭の肉離れ．❺は3週間後（左：健側，右：患側）．❻は9週間後（患側）．

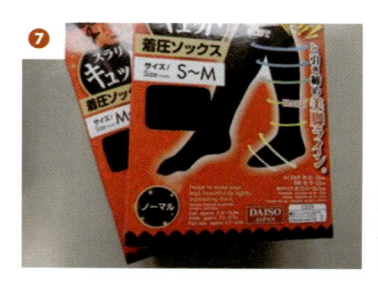

肉離れには急性期からの圧迫が重要．着圧ソックスでも効果あり．

◉ 組織内に血液を溜めないことが最重要 ◉

　組織内に血液が溜まってしまうと治りが遅くなるので，血液を溜めないことが最重要です．**写真❺**は別の患者さんが腓腹筋内側頭の肉離れを起こしてから3週間後の超音波画像です．左側が健側，右側が患側です．この患者さんは早期からアイシングを行うとともに，弾性包帯や最近のコンプレッション系のウエアの下腿のものをつかって，締めてもらっていました．

　写真❻が9週間後です．前の例と違って，ほとんど腓腹筋とヒラメ筋の間に血腫が形成されていないのがわかると思います．弾性包帯でもいいのですが，実際のところ，100円ショップで売られている着圧ソックスでも十分に効果があります（**写真❼**）．

痛みはだいたい2週間くらいでとれて，4週間くらいでツッパリ感もなくなります．線維化するには最低でも8〜12週間．血液がたっぷり溜まってしまうと半年くらいかかってしまいます．

　ちなみに**写真 ❺** の肉離れは，2012年の山岳マラソン「ウルトラ・トレイル・ドゥ・モンブラン」（120km）の年代別で優勝した浜梶富夫さん（西ノ島の有名人「山を制した海の男！」）の左足です．2013年に前哨戦の富士登山レースで肉離れを起こしてしまい，2連覇のかかった2013年のレースに間に合うかどうか心配されましたが，エコーを見ながら，練習強度のギリギリのところを相談しました．

　肉離れの治療はレースに間に合ったのですが，その後の島の祭りで踵を骨損傷してしまい，結局モンブランのレースは途中でリタイアしてしまいました．本当は世界で2連覇のはずが……．

外来エコー大活躍④
―― 腱板断裂，肩石灰性腱炎

☑ 非専門医が肩注射するならエコーが必須

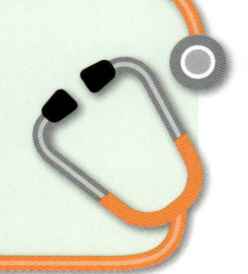

用意するもの：エコー，注射器

　まずは肩のエコーをご覧ください（**写真❶**）．上腕骨と腱板が見えます．エコーガイド下に右側から針を刺すと（**写真❷**），滑膜に針が刺さり，腱板表面の滑液包へヒアルロン酸を注射しました（**写真❸**）．

　あれっ？　**写真❷**の時点でわからなかったけど，この腱は上腕骨大結節の斜面に付いていなくちゃいけないのに，薬を入れるとスペースができて腱が離れているのがわかります（**写真❸**）．腱板断裂です．MRIを撮りに行かなくても，エコーでわかります．ヒアルロン酸を入れることによって，断裂部が明瞭化しました．さらに滑液包の滑りがよくなりました．断裂した腱板がつながるわけではないですが，肩が痛かったのはかなり改善します．

　また，肩石灰性腱炎は，腱板に石灰が溜まる病気です．エコー（**写真❹**）を見ながらその石灰が溜まっているところに注射針を入れて，パンピング（pumping）すると，なかから石灰が戻ってきます（**写真❺**）．**写真❻**のように注射器のなかが白く濁るので，こうなれば診断確定とともに治療になります．

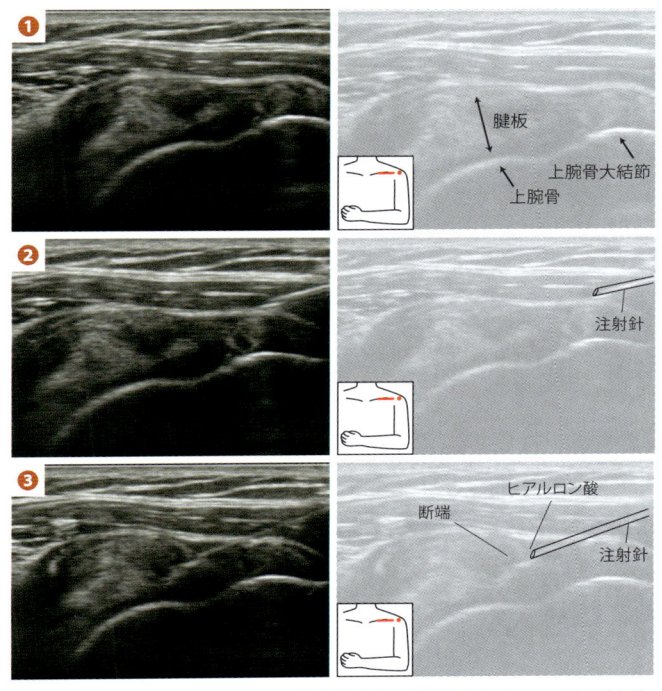

腱板表面の滑液包へヒアルロン酸を注射して明らかになった腱板断裂．

● 自分の手技を確認できるとさらなる上達につながる ●

　通常，非専門医が肩にうまく注射できるかというと，ほとんどの医師はできません．膝だったらさほど難しくありませんが，それでもなかなかうまくできません．けれどエコーを使えば「うん，いいところへ入っているな」「おやっ，針先が描出できない，いいところに入っていないな」と自分の技量を判断することができます．自分の行った注射がうまくいったのかどうかが判断できれば，さらに上達することができます．

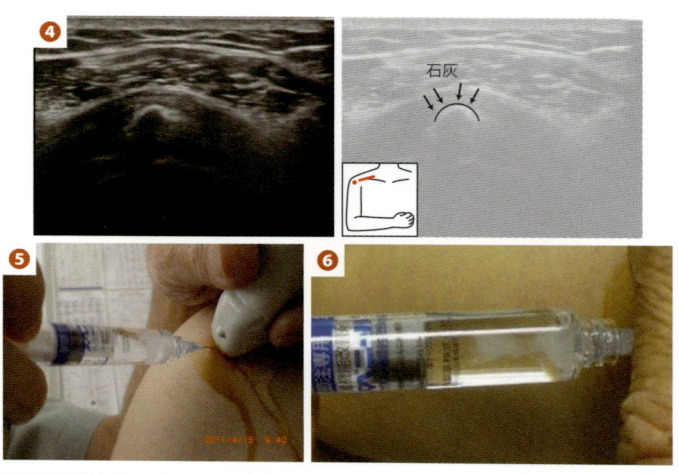

肩石灰性腱炎では，石灰が溜まったところにエコーを見ながら注射針を入れてパンピングすると（❺），なかから石灰が戻ってくる（❻）．

外来エコー大活躍⑤
——注射器・注射針にもこだわり

☑ ロック式シリンジ，ちょっと長い針

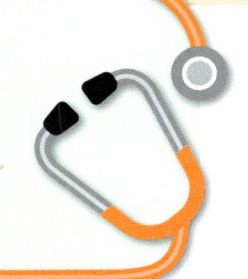

用意するもの：エコー，各種注射器，注射針

◉ エコー下穿刺は応用範囲がとても広い ◉

エコー下穿刺はすべて同じ手技です．エコーを見ながら注射をするというのは，甲状腺腫瘍，乳腺腫瘍の穿刺細胞診，針生検，肝生検，リンパ節生検，PTGBD（経皮経肝胆嚢ドレナージ）など胆道系の穿刺，膀胱瘻，腎瘻，全部同じエコー下穿刺の手技なんです．整形外科分野，最近はIVH（中心静脈栄養法）も同様．1つできれば全部できる．一番大切なのは，エコーを見ながら狙ったところにきちんと針を向けて描出できるかどうかで，私は針の先が上を向いているか下を向いているかまで使い分けています．

◉ いろいろ使えるからこそ，針や注射器にこだわる ◉

針にも実はいろいろ種類があって，国内大手2社（JMSとテルモ）だけでも**写真❶**のものがあります．今使っている針が太さ・長さともに本当に適しているのかを検討してみましょう．

みなさんは「R.B.」「S.B.」ってなんのことだか知っていますか？R.B. はレギュラーベベル（Regular Bevel），S.B. はショートベベル

JMS

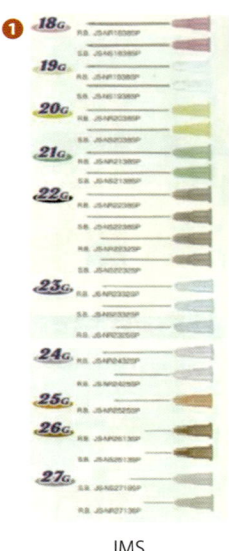

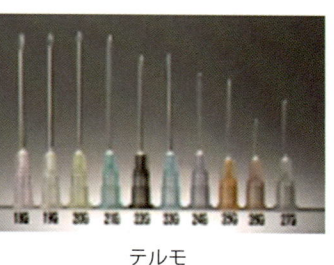

JMSとテルモから発売されている
注射針．テルモ

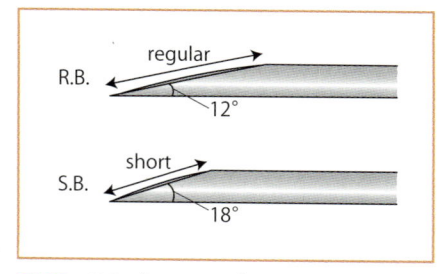

図 ❶　R.B. と S.B. の違い

（Short Bevel）です．R.B. は針先のカット角度が 12°のもの，S.B. は 18°のものを指します（図 ❶）．つまり R.B. のほうが鋭い．だから皮下注射や筋肉注射には R.B. を，血管を突き破ると困るような静脈注射や採血，神経損傷したくない神経ブロックには S.B. を用います．また，私がエコー下穿刺で愛用しているのは 25G，38mm 針 R.B.（**写真 ❷**）で，

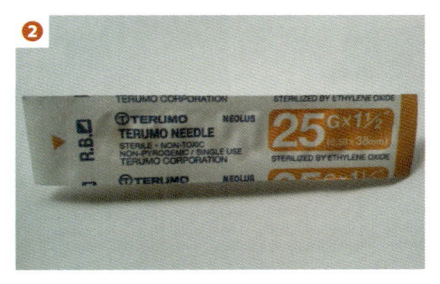

エコー下穿刺で愛用している 25G，38mm 針 R.B..

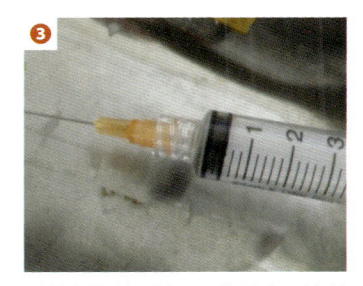

腱鞘内注射や狭い関節腔内の注射にはロック式シリンジ．

　よくある 22G の黒針は 32mm なので，それに比べるとやや長めです．

　注射器も重要です．手根管症候群やばね指，母指 CM 関節などの腱鞘内注射や狭い関節腔内の注射をする際，なかなか薬液が入らずに圧をかけたら，途中で注射器と針がはずれて，薬液が顔やそこらじゅうに飛び散った経験は，誰もがあると思います．そんなときにはロック式シリンジを使いましょう．先程の 25G，38mm 針をロック式シリンジに装着してみました（**写真 ❸**）．

　うちでは「注射！」っていうだけで，注射する場所によって看護師さんがロック式シリンジか通常の注射器かを判断して用意してくれます．

外来エコー大活躍⑥
――ばね指

☑ 診断的治療として腱鞘炎系へのエコー下注射は Good

用意するもの → エコー，局所麻酔薬，ステロイド

● 局所麻酔薬＋ステロイド注射で診断的治療が可能 ●

　エコー下に行う注射のなかで，診断的治療として非常に効果的なものに腱鞘炎系のばね指，デュケルバン症候群，手根管症候群などがあります．身体所見で腱鞘炎が疑われ，エコーの画像も腱周囲の浮腫を伴って，圧痛もまさにその場所．そこへエコー下で確実に局所麻酔薬＋ステロイドを注射します．局所麻酔で痛みがとれれば，注射した箇所はそこで正しかったという証明になります．それと同時に，注入されたステロイドで炎症が抑えられます．

　というわけで，ばね指の症例です．右母指 MP 関節の伸展位の状態です（**写真 ❶**）．そこで母指 MP 関節を屈曲させると屈筋腱がプリー（pulley）に引っかかって，たわむところが見えます（**写真 ❷**）．屈筋腱が腫れているためなのか，プリーの弾力性がなくなったためなのか，両方なのかはわかりませんが，いずれにしてもスムーズに滑らなくなっています．プリーの付近の腱内，腱周囲へ注射をしました（**写真 ❸**）．

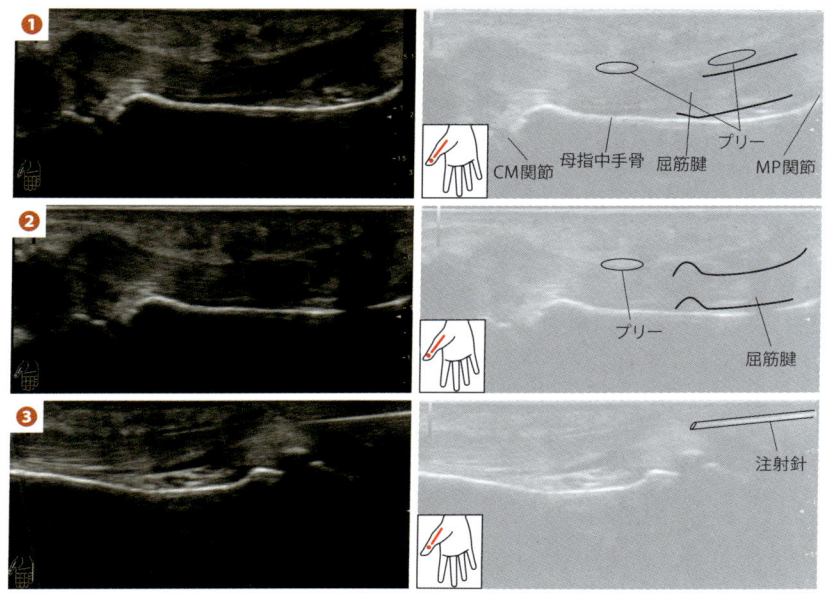

右母指MP関節のばね指．屈曲すると屈筋腱がプリーにひっかかってたわんでいる（❷）．局所麻酔薬とステロイドを注射して診断的治療を行った（❸）

◉ ばね指なら1回の注射でほぼ解消 ◉

　次はほかの患者さんの右手中指のMP関節で，もう少しアップでお見せします．ばね指は，腱炎や腱鞘炎で腫れた腱がプリーを越えるときに引っかかる病態だと思われ，ステロイドを注射して，腫れを引かせる治療を行います．ただし腫れている，ひっかかっている場所に注射を打つことが重要です．うちではケナコルト®-A筋注用関節腔内用水懸注40mg/1mLを使用しています．

　写真❹では屈筋腱とプリーが見えます．右側から25G針が斜めに入ってきます．腱，腱周囲へ打ちます（写真❺）．注入にはかなりの力が必要なので，ロック式シリンジが必須です．痛みをとるのと，ケナコル

❹

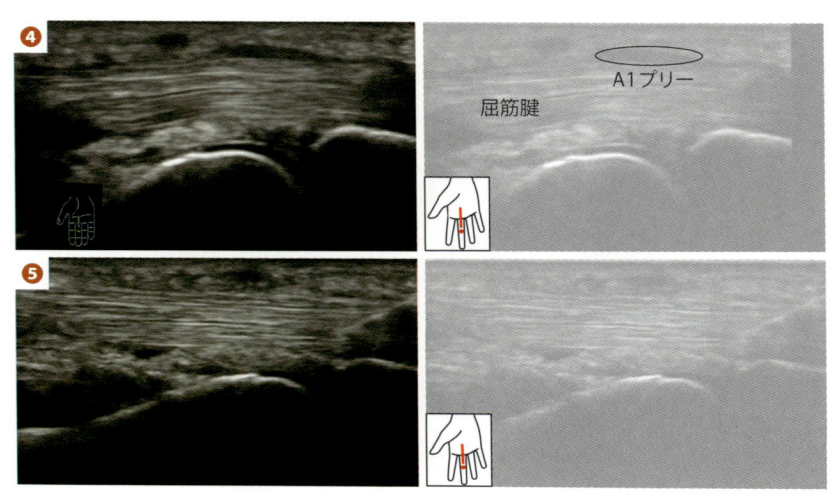

❺

A1プリー
屈筋腱

右手中指の MP 関節のばね指．注射は狭いスペースに行うため（❺），ロック式シリンジが必須．

ト®の希釈のために 1%キシロカイン® を混ぜて使います．ケナコルト® 10mg/0.25mL を使用しますが，中指 MP 関節のばね指だと使用するのは総量で 1〜1.5mL くらいです．狭いスペースに液体が入るので，数日は張った感じが残りますが，ほぼ一発でばね指は解消します．できれば，ばね指になるような生活習慣を避けてほしいのですが，なかなかままなりません．とはいいながらも，ほとんどの患者さんは 1 回こっきりの治療で治ります．たまに，またもう 1 回打ってくれという人もいますが，半年くらいは効いているようです．

◉ ステロイド注射はどのくらい使えるか ◉

腱に針を刺してステロイド投与するので，腱断裂や萎縮が心配ですが，何十人かに打ちましたけれど，腱が断裂したことはありません．長期連用にもならないので，萎縮なども問題ないと考えています．

ちなみに，ステロイドの局所注射や関節注射での適切な使用量や頻度に

ついて，はっきりしたエビデンスはあまりないようですが，UpToDate®での推奨として，リウマチではステロイドの関節内注射について，大関節（肩，膝）はケナコルト® 40mg，中関節（手首，足首，肘）は30mg，小さなスペース（中手指節関節および近位指節間関節，腱鞘）は10mgと書かれています（Roberts WN, Jr, 2012）．ちなみに頻度はリウマチでは3か月間に限り月1回まで，1年で4回まで．変形性関節症ではほかの治療に効果がない場合に限り3か月に1回となっています．

・Roberts, WN Jr.（2012）. Intraarticular and soft tissue injections: What agent(s) to inject and how frequently?. *UpToDate*. last updated: 10 26, 2012.　http://www.uptodate.com/contents/intraarticular-and-soft-issue-injections-what-agents-to-inject-and-how-frequently

外来エコー大活躍⑦
── 腕神経ブロック

☑ 少量の局所麻酔薬で合併症なく確実に

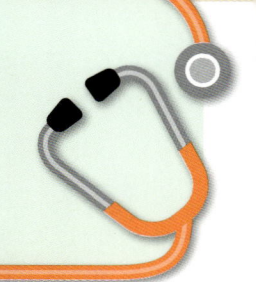

用意するもの　エコー，注射器，局所麻酔薬

　ちなみに神経ブロックもエコーを使えば安全かつ容易にできます．梨状筋から出てくるところでの坐骨神経や腕神経，細いところでは筋皮神経などに対しても施行可能です．もちろん星状神経節ブロックなども．

◉ 神経を見ながら，血管を避けながら注射できる ◉

　ここでは腕神経ブロックを紹介します．**写真❶**でブドウの房のように見えるのが斜角筋間の腕神経叢です．皮膚から神経までの距離は1cm以下です．もちろん血管もよく見えるので，避けるのは容易です．

　エコー下に針を刺入し，中斜角筋の筋膜を貫いて，神経のすぐそばまで寄せ，神経を刺すことなく局所麻酔薬を注射します．1%キシロカイン®もしくは1%カルボカイン®を10〜20mL使用します．常に針先を描出できるようになれば，刺しすぎて椎骨動脈や椎間孔に至ることはありえません．神経損傷もないはずです．**写真❷**は薬が入り始めているところ．**写真❸**のように，局所麻酔薬が神経を取り囲むようになればOKです．

　エコーを使えば，頸椎の横突起から出てくる神経が腕神経叢となり，その後腕に向かって腋窩神経，その後正中神経，尺骨神経，橈骨神経に分かれるところまで全部見ることができます．尺骨神経が肘の屈伸で肘部管か

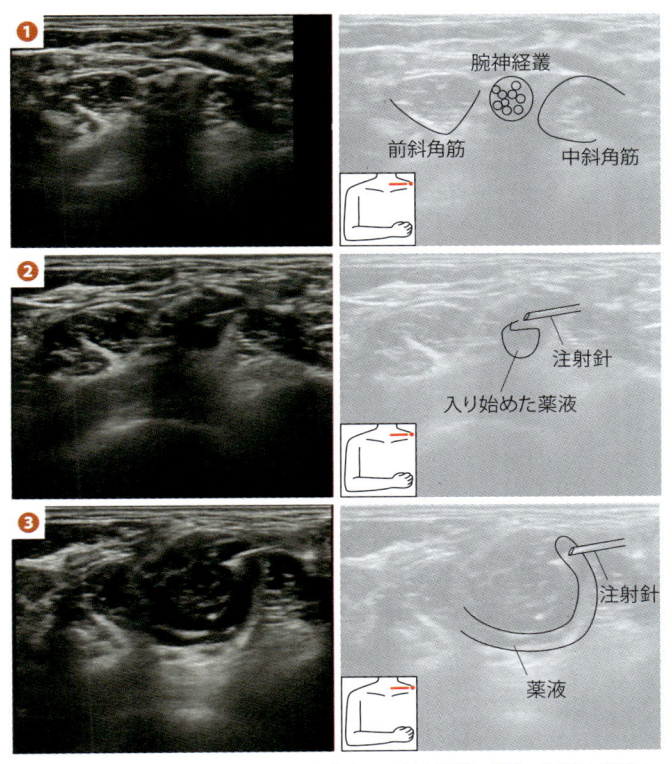

腕神経ブロックの一例．エコーを使えば腕神経叢（❶）や薬液が注入される過程をつぶさに観察できる（❷，❸）

ら脱臼するのが見えたり，手根管症候群の患者さんで正中神経が横靱帯のなかで扁平化していたり，近位側で偽神経腫となって腫れているのも見えたりします．もちろんどのレベルでもブロックは可能です．手でも足でも，外傷時の麻酔で有効です．

　腕神経ブロックがばっちりできると，肩固縮の治療の超究極ワザ「サイレント・マニピュレーション」（p.32で紹介した私の肩エコーの師匠・皆川洋至先生が命名）ができるようになります（皆川洋至，2012）．これは相当な上級編になるので今回は文献紹介のみとして，詳細は他書に譲ります．

・皆川洋至．（2012）．日常診療に役立つ肩関節疾患の診断と治療 凍結肩の診断と治療（肩関節拘縮に対するサイレント・マニピュレーション）．Mon Book Orthop 25（11）：93-98．

column

整形外科エコーの教科書（これぞ必読書！）

　整形外科エコーの教科書としては，現在のところ唯一無二といってよい『超音波でわかる運動器疾患』（皆川洋至著）がオススメです．それに加えて，整形外科エコーを自己学習するのに必要なのが解剖学の本と『運動療法のための機能解剖学的触診技術』（林 典雄著）です．この本には，体のどこを触ったら何筋，どこが何結節ということが書いてあります．本来は理学療法士のために書かれた本ですが，実臨床にめちゃくちゃ役立ちます．2012年に第2版が発行され，ついにエコーの写真まで満載されるようになりました．肩関節周囲炎で外旋障害の肩甲下筋の圧痛がどうやったらわかるかとか，変形性膝関節に合併する鵞足炎での薄筋はどう触れるかなどが，わかりやすく書いてあります．

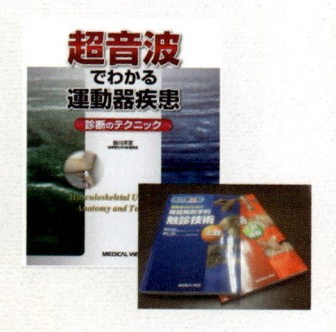

　なお，皆川先生は，超音波ガイド下注射のコツについても書かれています（皆川洋至，2011）．

・皆川洋至．（2010）．超音波でわかる運動器疾患 診断のテクニック．メジカルビュー社．
・林　典雄．青木隆明（監修）．（2011）．運動療法のための 機能解剖学的触診技術 上肢，改訂第2版．メジカルビュー社．
・林　典雄．青木隆明（監修）．（2012）．運動療法のための 機能解剖学的触診技術 下肢・体幹，改訂第2版．メジカルビュー社．
・皆川洋至．（2011）．超音波ガイド下注射．臨床リウマチ 23（3）：214-218．

外来エコー大活躍⑧
──針描出のひと工夫

☑ 暗い部屋でも穿刺部を明るく＋練習のコツ

用意するもの：エコー，Blue Phantom™，クリップ式スポットライト

◉ エコー下穿刺練習台の優れモノ──Blue Phantom™ ◉

技術の向上には練習あるのみ．というわけで，エコー下穿刺を練習する小道具を紹介します．Blue Phantom™ （http://bluephantom.com/）といいます（**写真❶**）．

Blue Phantom™ にはさまざまな種類があって，当院においてあるのは神経ブロック用の Regional Anesthesia Ultrasound Training Block Model というものです．島根大学のクリニカルスキルアップセンターの狩野賢二センター長のご厚意でご提供いただいています．このモデルには血管や神経風のものが内蔵されており，エコーで描出しながら，穿刺の練

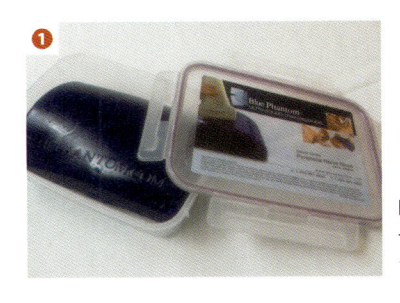

❶ Blue Phantom™．エコーの練習台としてさまざまな種類が販売されている．

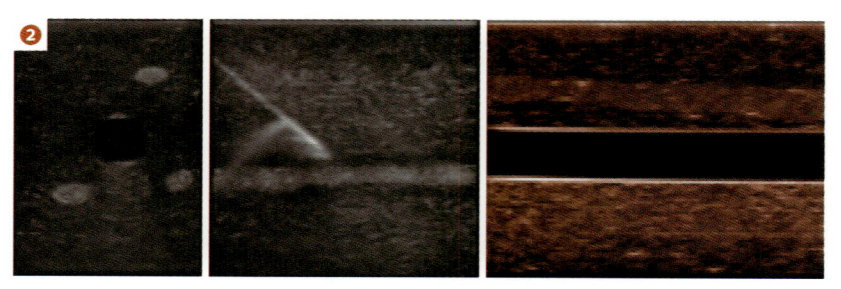

❷ Blue Phantom™ を用いたエコー手技の練習．血管や神経のようなモノが埋め込まれている．

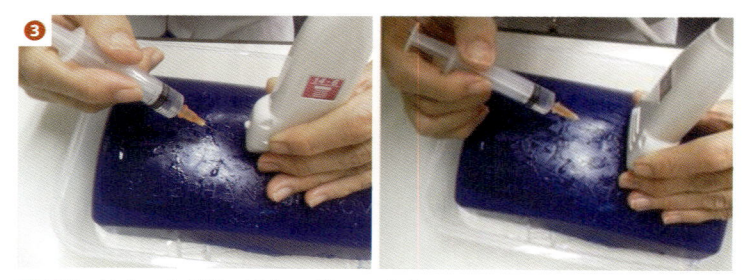

❸ 平行法（左）・交差法（右）の練習．自在に針先を描出できるようになると，臨床の腕がグッと上がる．

習ができます（**写真 ❷**）．しかも，ていねいなことに，血管はうまく穿刺できると赤い液体を引くことができます．これを使って平行法，交差法ともに自在に針先を描出する練習をすると（**写真 ❸**），臨床の腕がグッと上がると思います．

◉ 暗い部屋での作業に役立つスポットライト ◉

ここで針先をきちんと描出するための，ちょっとひと工夫のご紹介．

　エコーをするときには，画面がよく見えるように部屋を暗くします．しかし，画面上にきれいに針を描出するためには，平行法でも交差法でもプローブの脇の決めたところへ針を刺す必要があります．特に平行法だとプ

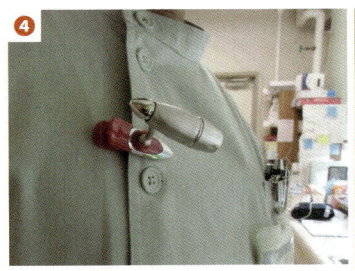

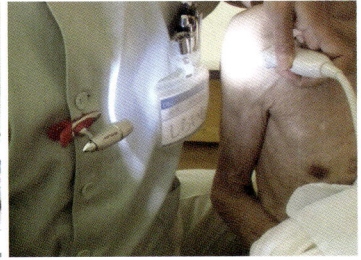

エコー施行時に便利なクリップ式スポットライト.

ローブの横の「ど真ん中」から数ミリずれてもいけません．ど真ん中の延長線上でないとダメなのです．ところが，暗いと手元がよく見えませんよね．いちいち電気をつけたり消したりも難しい．というわけで，クリップ式スポットライト（写真❹）．胸元に留めて穿刺する場所を照らして使います．

外来エコー大活躍⑨
──感染性粉瘤

☑ デルマパンチ®との併用で，ほとんど究極ワザ

用意するもの　エコー，デルマパンチ®

◉ カラードップラーで皮下腫瘤と粉瘤を鑑別 ◉

さらにさらに応用編です．**写真❶**は右の鼠径部の所見で，「なんか腫れているな．赤いな」という感じです．エコーで見てみると，まず皮下腫瘤

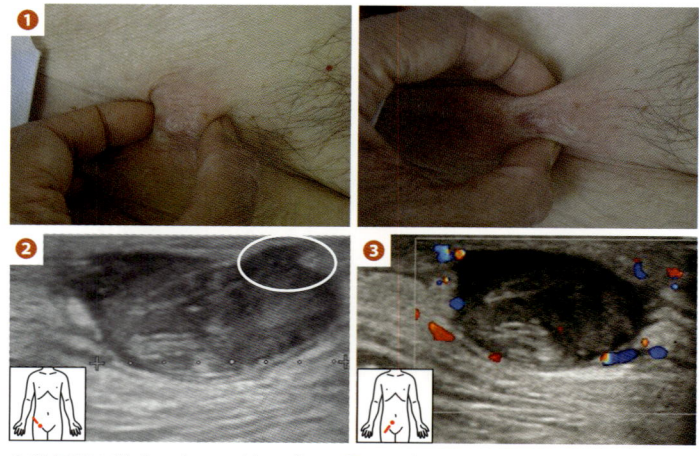

右鼠径部の粉瘤．カラードップラー❸では皮下腫瘤内に血流が認められない．

があり，ちょっと周りに浮腫があります（写真❷）．さらにカラードップラーで観察すると，この周りには炎症の血流が見られるけれど内部にはない（写真❸）．内部に血流があればリンパ節や皮下腫瘍などを考えます．しかも，表層に向かってつながる経路がある（写真❷）．これはもう粉瘤（アテローム）．「感染性アテロームですね」という診断になります．

◉ エコー下に局麻注射で正常皮下組織と粉瘤の隔壁を剥離する ◉

感染性アテロームだったらどう治療するか？　これも小ワザの1つですが，エコーを見ながら局所麻酔をします．写真❹は局所麻酔の注射針が出てきたところです．後で切開が入る皮膚にも十分に麻酔を効かせます．そのうえでさらに局所麻酔薬を粉瘤の膜の皮外1枚のところにスッと入れる．本当にわずか0.2〜0.3mmのところへ局所麻酔薬を入れ，正常皮下組織と粉瘤の隔壁を剥離するイメージです．

ちなみに，粉瘤以外でも，たとえば皮下腫瘍系のものを取る場合にも，

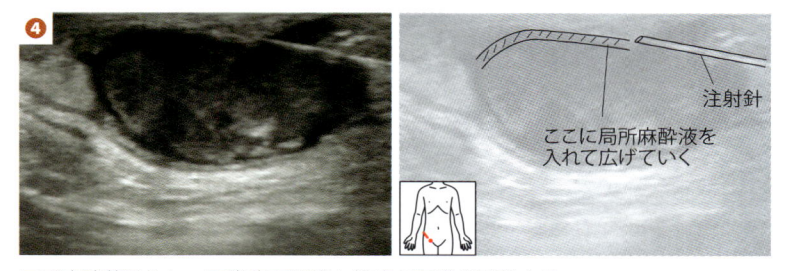

局所麻酔薬を入れ，正常皮下組織と粉瘤の隔壁を剥離する．

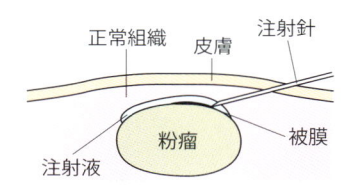

腫瘍の周りにきれいに薬を入れると，実際メスであけたときにぷるっと取れるようになります．もっと剥離をよくするためにはと思って，試しにヒアルロン酸を入れたり，色をつけるためにインジゴカルミンを入れたりしたこともありますが，うまくいくことも，いかないこともありました．

● デルマパンチ® の使用で短時間にきれいに処置できる ●

　局所麻酔が効いたらデルマパンチ® の登場です．これは皮膚生検用のもので，直径 3mm，4mm，5mm の 3 種類があります（**写真 ❺**）．うちの病院にも 3 種類置いてあります．針先が内刃と外刃のある構造になっていて，非常によく切れます．くれぐれも自分の指で触ったりしないでください．丸い穴があいてしまいます．ちなみにデルマパンチ® は使い切りで 1 本 618 円，保険は効きません．デルマパンチ® はマルホの販売品です．ほかにもカインダストリーズの生検トレパンというものもあり，これは直径 0.5 〜 8mm までさらにサイズがそろっています．

　デルマパンチ® を局所麻酔が効いたところにズッと入れると，おから状の粥腫が噴出します．さらにモスキートでつまむとアテロームの皮がつるつるっと取れます（**写真 ❻**）．この皮が取れないと再発しますが，この方法なら取れます．

　皮が取れたらもう完全治癒．**写真 ❼** は処置翌日．出血もないし，穴も

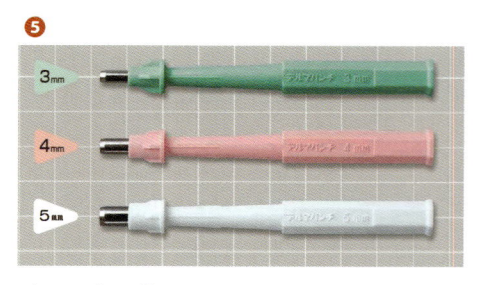

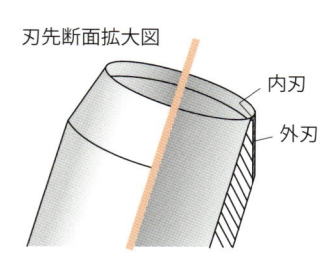

❺

デルマパンチ®．切れ味はかなり鋭い．

刃先断面拡大図　内刃　外刃

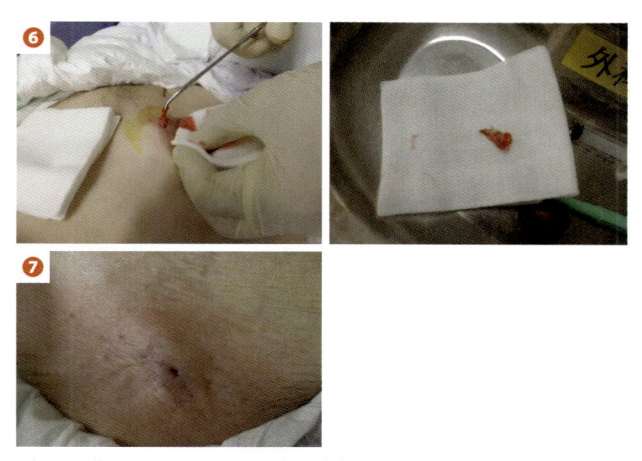

デルマパンチ®を入れ，粥腫を噴出させた後，モスキートでつまむとアテロームの皮が取れた（❻）．❼ は処置翌日．

　これだけなので2〜3日で治癒します．これを切開して普通に丸ごと取ろうと思ったら，ふつう腫瘤長径の2倍は切らないと皮膚が寄らないので，それだけ切って取り出して縫うとなると大仕事です．ここで紹介したように鼠径部の病変ならまだいいですが，首の後ろ側にできた場合は血流がすごく多いから，血が出て大変です．外来でちょっと合間に……と思っても，とてもできません．さらに首のような見えるところであれば，きれいに処置するために真皮縫合をやるとなると，本当に時間かかります．小1時間くらいかかって，外来が止まってしまいます．

　しかし，エコー＋局所麻酔＋デルマパンチ®処置法だったら15分で終わります．いや15分もかからずに10分くらいで終わって，しかも患者さんもラクチン．ただし，いい状態の感染具合と赤味具合じゃないとダメで，裂けてしまうような状態，あるいは癒着していると，皮を全部取り切れないかもしれません．取るタイミングというのもあると思います．

　もう1つ粉瘤の処置例を紹介します．頬部にできた自壊した粉瘤です（写真 ❽）．長径20mm大で，カラードップラーを入れると，先ほどと同

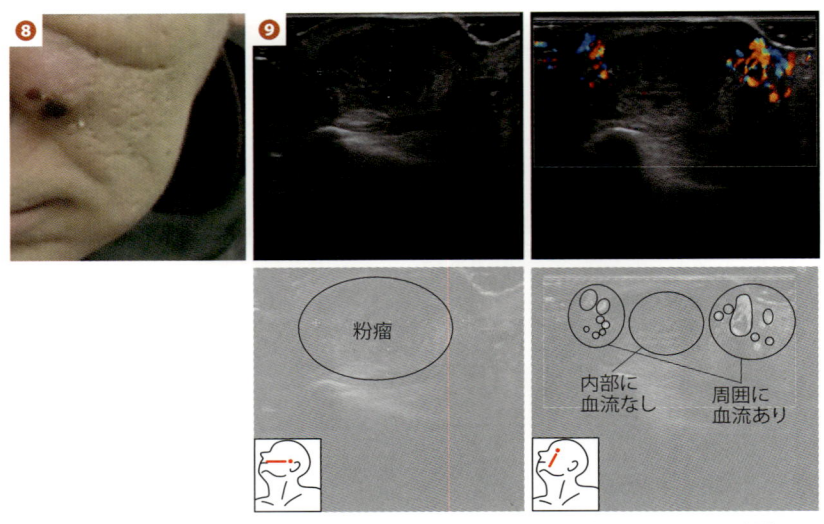

粉瘤の自壊例（❽）．エコーで皮下病変が確認され，内部に血流は見られない（❾）．

じように周囲の組織は血流増加し，内部にはフローはありません（**写真 ❾**）．先ほどの例と同じようにエコー下で局所麻酔します．できるだけ被膜の外側に入れるつもりで．

そしてデルマパンチ®登場．デルマパンチ®による切開後（円形の皮切痕，**写真 ❿**），内容物を圧出します（**写真 ⓫**）．その後，袋（囊腫壁）を破れないように取り出します（**写真 ⓬**）．あとは消毒せずに，ワセリン＋ガーゼもしくはプラスモイスト®などで湿潤療法をします．痛み止めはほぼ不要．翌日までの出血も**写真 ⓭**の程度．1週間程度でニキビくらいの痕になります．

◉ 癒着が疑われる所見があれば要注意 ◉

ただし，すべての粉瘤でうまくいくわけではありません．何回も炎症を繰り返していて，癒着がひどい場合は難しく，ときには皮膚切除のうえ摘

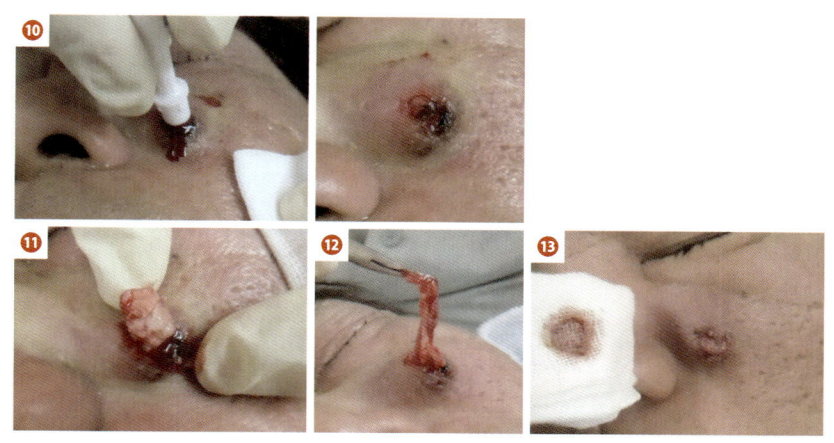

デルマパンチ® による切開後（❿），内容物を圧出し（⓫）．嚢腫壁を取り出した（⓬）．
⓭ は翌日の様子．

出しなくてはなりません．エコーで見たときに，病変がまんまるではなくて，周囲に高エコー域があったり，影をひいていたりなどの癒着を思わせる所見がある場合は，注意が必要です．

外来エコー大活躍⑩
── 皮下異物除去

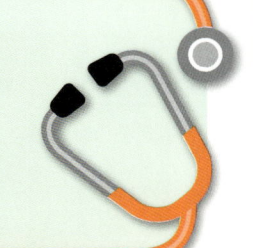

☑ 合わせワザのナイロン糸ドレナージ

用意するもの → エコー，ナイロン糸

● エコーなら小さな異物でも観察可能 ●

　エコーが大活躍するもう1つの場面が皮下異物です．特に金属ではない木や竹などの皮下異物が得意．これらはX線写真や透視に写らないし，ほぼ確実に感染し，除去しない限り膿が出続けて治りません．金属片なども，透視下で取ろうとしても意外に場所がわかりにくくて，局所は血だらけになって苦労します．ところが，エコーで当てるとかなり小さいものでも写るのです．

　症例を紹介しましょう．**写真❶** の患者さんは「材木を担いだときに，手のひらに刺さったようだ」とのことで翌日受診．手掌にポツッと赤い創があるのみ．エコーで見たところ，手掌の皮下に high in low で木片の短軸が写っています（**写真❷**）．さらに短軸を追いかけていくと二股に分かれています（**写真❸**）．長軸にすると**写真❹**のように見えて 9.1mm あることがわかります．

　そこで，まずエコーで長軸を出して，エコー下に局所麻酔をします（**写真❺**）．このときのポイントは，皮下異物の周囲，特に深層にも局所麻酔薬を入れて，異物を浮かし気味にすることです．その次に皮膚を数 mm

Part 2 外来診療離れワザ集

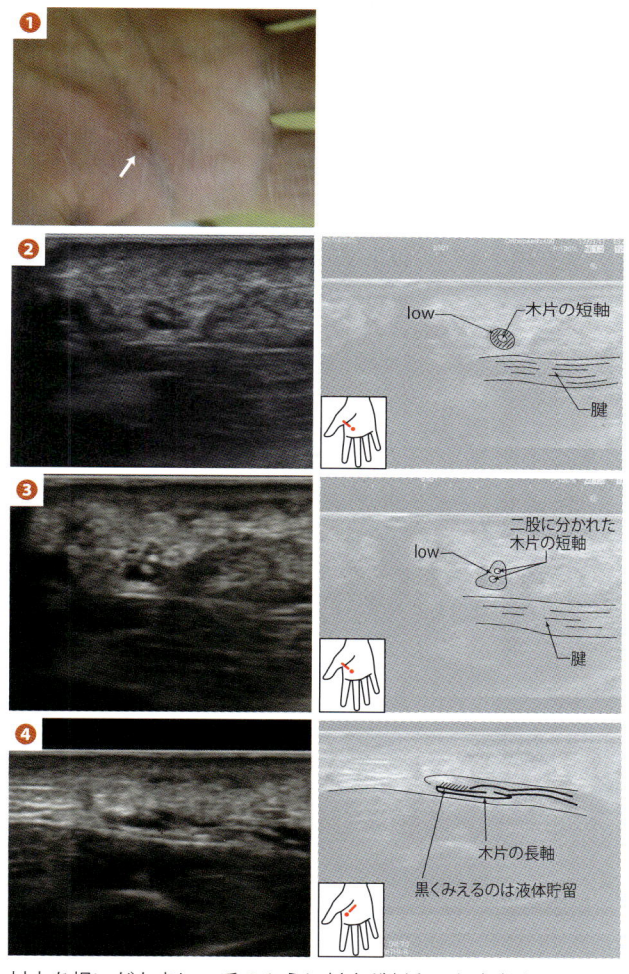

❶

❷
low — 木片の短軸
腱

❸
low — 二股に分かれた木片の短軸
腱

❹
木片の長軸
黒くみえるのは液体貯留

材木を担いだときに，手のひらに材木が刺さった患者さん．エコーで見ると二股に分かれた木片が観察できる．

切開します．直のモスキート鉗子を局所麻酔の針と同じように挿入し，異物の端をつまみ出します．

　また，取り出したあとにもポイントがあります．取り出す前にエコー

161

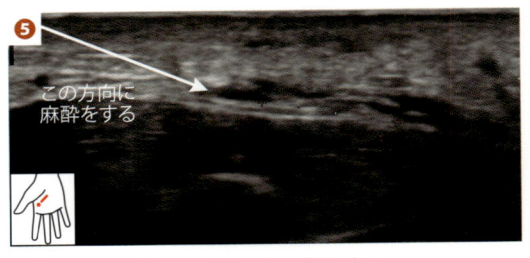

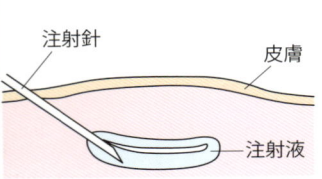

長軸でエコーを描出し，局所麻酔をする．

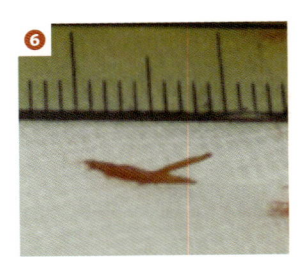

摘出した木片（9mm）．エコーで予想されたとおり，二股に分かれていた．

で測っておいた長さと同じかどうかです．もし短ければ，取り残しを考えないといけません．この患者さんの場合の木片はほぼエコーと同じ9mmで，しかもエコーどおりに二股に分かれていました（**写真❻**）．

◉ ナイロン糸を使って簡易ドレナージ ◉

ここからさらにひと工夫です．屋外にある材木の破片が刺さった場合，もちろん材木はきれいではないですし，皮膚の傷は小さい，いわゆる刺創の状態です．もちろん抗菌薬を内服してもらいますが，こうした皮膚の傷はすぐ閉じてしまうので，もし仮に内部が感染巣になった場合には大変なことになります．指や手掌の傷は腱に沿って感染が拡大して，前腕の感染性腱炎になって，大掛かりな開創，デブリドマン，洗浄，ドレナージなどが必要になることがあります．そうならないためにペンローズドレーンを

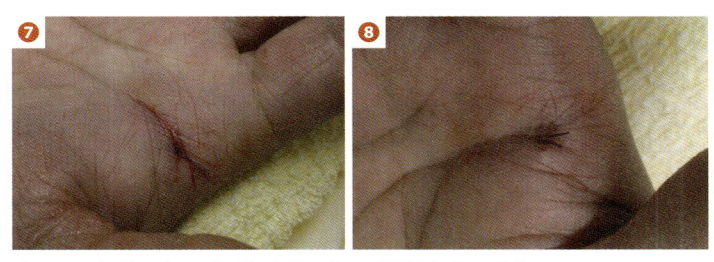

ナイロン糸ドレナージ．❽はドレナージ開始から2日後．

入れるという手もありますが，抜くときにすごく痛いし，傷も大きくなります．また，コストもかかります．木片が刺さった程度であれば，そこまでの代償を払うほどの傷でもないでしょう．

　こんなときには，ナイロン糸が役立ちます．異物を取り除いたところはもともと穴があいているうえ，局所麻酔が効いているので，そこに2〜3本ナイロン糸を突っ込むだけです．これで皮膚は閉じないし，なかに細菌感染があればドレナージされます．2〜3日様子をみて，滲出液が出ないようなら抜きます．今回は2-0ナイロンを2本入れました（写真 ❼）．このとき，ナイロン糸は，U字ピンのように2つ折りにして，曲げたほうを創内に入れると，チクチクした痛みが減ります．写真 ❽ が2日目の創部です．感染徴候なく，滲出液もなく，ナイロン糸をするっと抜いて完治となりました．

　ナイロン糸ドレナージを使用した症例をもう1つ．60歳の男性です．1mくらいの高さから飛び降りたら，下にあった木材から古釘が出ていて，長靴を貫通して足に刺さったと来院．一見たいした傷ではなさそうですが，エピネフリン入りキシロカイン® で局所麻酔をした後，創をよく観察すると，結構な穴があいています（写真 ❾）．まずは注射器にエラスターの外筒を付けてしっかり水道水で洗浄．狭いところを洗うのにはエラスターの外筒は便利です．たとえば耳の中なども．そして，洗浄後にナイロン糸を数本留置しておくと（写真 ❿），皮膚がふさがってしまって，皮下

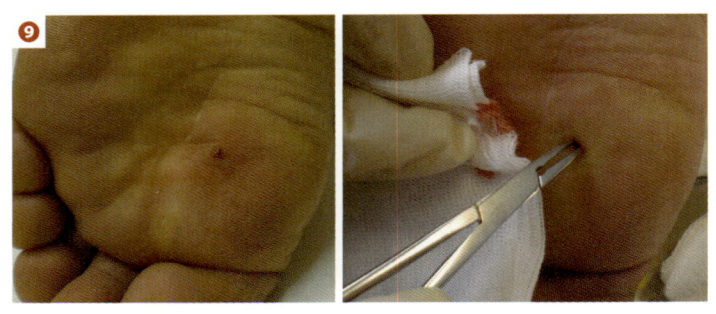

古釘が長靴を貫通してできた創．よく見るとかなり大きな穴があいている．

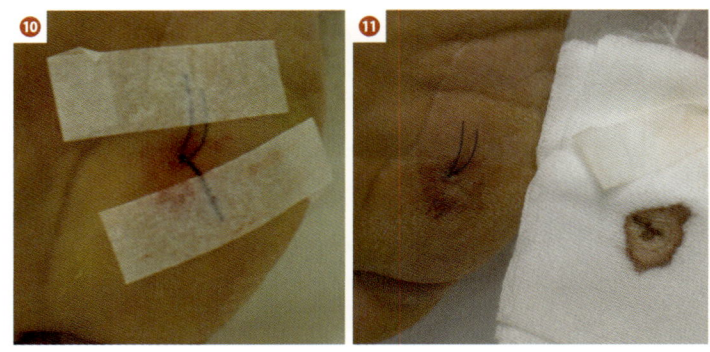

ナイロン糸ドレナージと抗菌薬内服を開始．⓫は3日後．

に膿瘍が形成されるということは防げるはずです．皮膚が閉じないので，もし仮に細菌がいれば膿が出続けてくれます．抗菌薬を内服して3日後が**写真**⓫．処置直後に出た少量の出血のみで膿の排出はありません．安心してナイロン糸を抜去し，終了です．

◉ 猫の咬傷は化膿しやすいので要注意 ◉

　この方法は，釘刺創と同様に動物咬傷にも非常に有効です．ちなみに犬と猫では，猫のほうがパスツレラ，ボルデテラなどの保菌率が高く，圧倒的に傷が化膿しやすいので，覚えておきましょう．

column
異物除去には鉤なし鉗子

　エコー下で異物除去に使うモスキート鉗子．実は鉤なしでないとうまく異物をつまめません．
　以前，魚の骨が滑ってしまい，なかなかつまめなくて苦労したときがあり，「なんでだろう」と思ったら，看護師さんからわたされたモスキートは鉤ありのものでした．先端の鉤が骨をつまむのを邪魔していたんですね．それ以来，「鉤なし」を強調してお願いしています．

外来エコー大活躍⑪
──足首捻挫

☑ 世界遺産石見銀山発 中村ブレイスの
オリジナルアイテム アンクルファイター

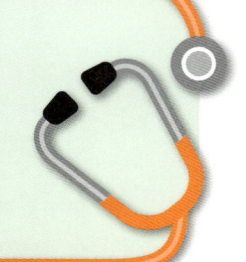

用意するもの → エコー，アンクルファイター

◉ エコーから見える捻挫の奥深さ ◉

エコーで軟部組織を見るようになり，捻挫ってなんだろう？ と思っています．従来は，圧痛，腫脹，皮下出血，負荷による疼痛増強などの身体所見による診断でした．エコー像では，靱帯の断裂の有無，靱帯の腫脹のみであるとか，X線写真に写らない裂離骨折などまでわかるようになってきます．一例として，前距腓靱帯断裂のエコー像をお示しします（**写真❶**）．

前出（p.32，p.149）の皆川洋至先生によると，城東整形外科の外来において，40歳以上の女性に多い捻挫は，頻度順に①踵骨前方突起骨折，②第五中足骨基部骨折，③腓骨遠位端骨折である一方，子どもでは①前距腓靱帯損傷，②前下脛腓靱帯損傷，③二分靱帯損傷なのだそうです．

◉ 軽い捻挫ならアンクルファイター ◉

靱帯の断裂があるかどうかで治癒までの期間も変わってきますが，いずれにしても捻挫では固定が重要．p.174で述べるオルソグラスⅡ®でもばっちりですが，何週間かオルソグラスⅡ®で固定した後や軽めの捻挫のと

Part 2 外来診療離れワザ集

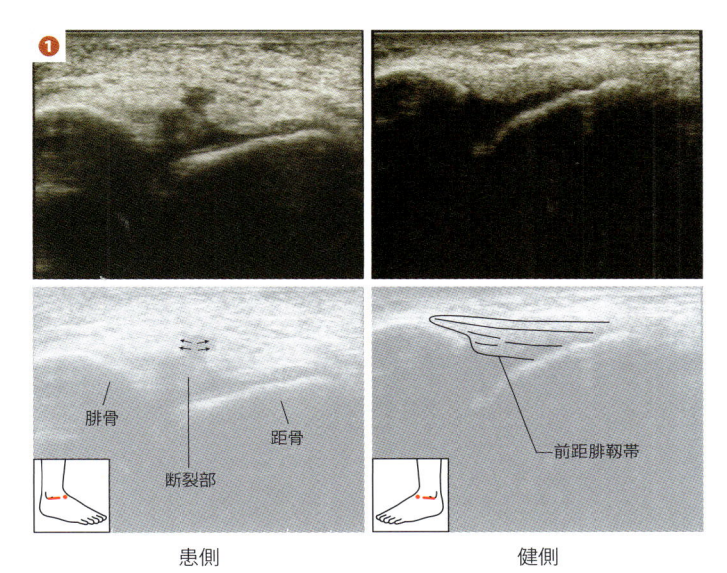

❶

腓骨　距骨　断裂部　　　前距腓靱帯

患側　　　　　　　　　　健側

前距腓靱帯断裂のエコー像．エコーでは従来わからなかった病態を詳細に観察できる．

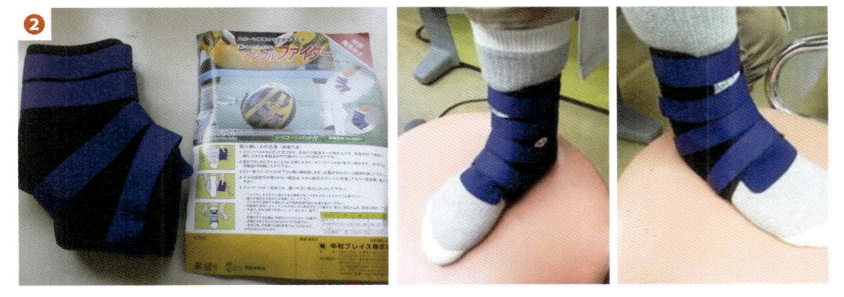

❷

アンクルファイター．軽めの捻挫で足首を固定するのに最適．

きの足首固定にはアンクルファイターがお勧め（写真❷）．1974年に島根県石見銀山のふもとで創業した中村ブレイスオリジナル装具です．これを靴下の上から装着します．マジックテープを何度か留め直して締めていくと，がっちり留まります．左右兼用です．サイズはS，M，L，LLとあ

167

り，足のサイズは21.0〜29.0cmまで対応可能．￥11,740ですが，保険者へ申請すると療養費として全額の7〜9割が支給されます．

column
朝食時に新聞は読まない

　朝，本土の七類港を出る船が，昼に到着します．この船で新聞，食料なども運ばれてきます．そのため朝刊は昼に着くので，起床時に新聞を読むという習慣がなくなりました．

　波の高さが5mを超えると波浪警報がでて，フェリーが欠航します．夏場の台風，冬場の強い北風が吹くと波が高くなり，1年間で1週間から10日くらい欠航します．

　新聞が届かず，牛乳，卵，生野菜などの生鮮食料品が欠品してくると，なんとなく離島感が漂ってきます．こういうときに急患が発生するとドキドキものです．

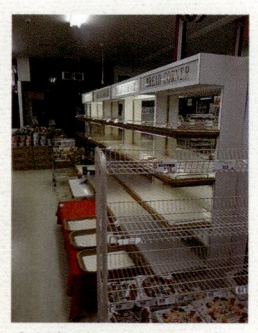

全便欠航 → 欠品のパンコーナー陳列棚

リンパ節生検

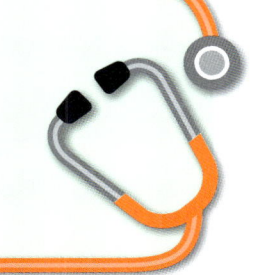

☑ なんでもかんでも取らなくても

用意するもの　Zscore 計算式

◉ リンパ節生検を行うか否かの判断指標 ◉

本書の最初（p.viii 表❶）にあげたように，うちの病院ではリンパ節腫脹の訴えで来院する患者さんが年間 10 例程度はあります．患者さんはがんじゃないかと思って不安になって来るわけですから，生検して「大丈夫ですよ」と言ってあげたいのですが，摘出すること自体にもリスクがあります．そういうときに便利な指数があります．Zscore といいます．総合医スキルアップセミナーで徳田安春先生に教えていただきました．

$Zscore = (5 \times a) - (5 \times b) + (4 \times c) + (4 \times d) + (3 \times e) + (2 \times f) - 6$

年齢　　$a=0$ ≦40, $a=1$ >40
圧痛　　$b=0$ なし, $b=1$ あり
面積（cm²）　$c=0$ 1.00 未満, $c=1$ 1.00～4.99, $c=2$ 5.00～8.99 $c=3$ 9.00 以上
全身掻痒症　$d=0$ なし, $d=1$ あり
鎖骨上窩リンパ節腫脹　$e=0$ なし, $e=1$ あり
硬さ　$f=0$ 軟, $f=1$ 硬

この計算をして Zscore ≧1 でリンパ節生検を勧めます（Vassilakopoulos TP, 2000）．徳田先生は Zscore の有効性について論文を書かれています（Tokuda Y, 2003）．これはリンパ節生検を考慮するときの 1 つの参考になるのではないかと思います．

　もし生検をすることになり，針生検ということになれば，エコー下針生検．やはりエコーを利用します．ちなみに，切開してリンパ節生検をする場合も，エコー下で周囲に局所麻酔をしてから，切開，生検しています．

・Vassilakopoulos TP, Pangalis GA.（2000）．Application of a prediction rule to select which patients presenting with lymphadenopathy should undergo a lymph node biopsy. *Medicine* 79（5）：338-347.
・Tokuda Y, Kishaba Y, Kato J, et al.（2003）．Assessing the validity of a model to identify patients for lymph node biopsy. *Medicine* 82（6）：414-418.

column

オススメ！　総合医スキルアップセミナー

　総合医スキルアップセミナーは，日本医療教育プログラム推進機構（http://jamep.or.jp/）が主催のセミナーで，ほぼ月に 1 回のペース（年 10 回）で行われ，有名講師陣が臨床で役に立つ講義をしてくれます．2009 年に始まりましたが，大好評につき続いています．時間とお金に余裕がある方は参加を検討してもいいかもしれません．

慢性心房細動

☑ エコー大活躍．バーチャル TEE，血液凝固分析装置の活用も

用意するもの：血液凝固分析装置，エコー

● 心房細動に対する新薬が登場しても，ワルファリンは現役 ●

　高齢者には，ある一定の割合で心房細動の人がいます．70歳代で5%前後，80歳以上になると10%前後といわれています．心房細動の場合，かつてはアスピリンで血小板のはたらきを抑制してお茶を濁していましたが，その後，アスピリンには血栓の予防効果がないことが判明したため，やはりここはワルファリンを使って血液凝固のはたらきを抑制すべきだと思います．最近はトロンビン阻害薬や第 Xa 因子阻害薬といった新薬が続々と発売されており，有効な薬だと思いますが，値段が高いこと，腎機能の悪い人での調節が難しいことなどの問題もあります．ワルファリンは値段も安く，長い歴史があり，使用経験のある医師も多いため，まだまだ使われることと思います．

● 血液凝固分析装置を使えば小さな診療所でも検査が可能 ●

　診療所の医師はワルファリンを使っている患者さんをある一定数抱えています．ワルファリンはちゃんと使えば効きます．ただし，治療域が狭いので，投与量の微調整が必要です．とはいえ，血液の凝固系の検査は，診

療所などでは外に依頼するのが一般的でした．そのため，次の日に帰ってきた FAX で結果が想定外だと，わざわざその患者さんに電話して「昨日 3 錠出したけど，2 錠にしておいてくれる？」と，後追いで電話することもしばしばありました．

ところが，2007 年にコアグチェック® という血液凝固分析装置が発売され，その場ですぐにワルファリンの効果がわかるようになりました（**写真 ❶**）．プチッと針を刺してほんの少し血液を採取するだけでわかる．大きな病院で検査技師さんが凝固系の検査をしてくれる環境でなくても，こういうものを使えば，適切な量を設定することができるようになりました．ちなみに，これは 2011 年の東日本大震災のときにも避難所で大活躍しました．

現在，ダビガトラン（プラザキサ®），リバーロキサバン（イグザレルト®）など，副作用が少ない抗凝固系の薬剤が何種類か出てきています．けれど，まだ使用経験が少なく，出血による死亡例が数件発生したことから，製薬会社から「十分な血圧管理を」といった旨の「適正利用のお願い」が出されました．全体の評価としては，塞栓予防効果も，出血リスクもワルファリンよりも低いので，これからはどんどん処方が増えるでしょう．

ただ，1 日量の値段を考えると，新薬系抗凝固薬は 500〜600 円に対し，ワルファリンは 3 〜 5 円．それに弁膜症性心房細動や，深部静脈血栓では，依然としてワルファリンのみが治療薬です．したがって，ワルファリンもまだまだ生き残ると思うので，血液凝固分析装置のことも知っておいてください．

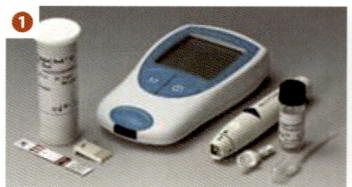

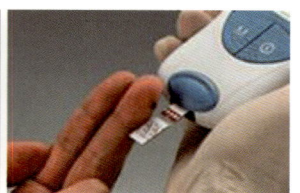

❶

血液凝固分析装置のコアグチェック®．わずかな血液で測定可能．

◉ 心房細動の左心房，左心耳内血栓の有無の確認には経食道心エコー ◉

　心房細動の患者さんで，左心房，左心耳内血栓の有無を確認するのに最適なのは経食道心エコーです．ふつう経食道心エコーは循環器科医が行いますが，一般に循環器科医はあまり胃カメラが得意ではありません．しかも先端にカメラがついていないから，見えないところに入れることになりちょっと難しい．胃カメラを入れるのが得意なのは消化器内科医ですが，消化器内科医は心エコーがわからない．けれど，私も含めて地域で働いているたいていの総合医は，胃カメラも心エコーも両方できます（プチ自慢）．

　経食道心エコーの手技は，ふつうの胃カメラに比べたらすごく簡単．しかも胸壁から見る心臓エコーのように見えにくいこともありません．当てたら見えます．左心房と左心耳のチェックだけでも，できると有効です．いいテキストがあまりなくて困っていましたが，島根大学から実習に来た医学部6年生（当時）の稲田誠君が教えてくれました．

　それが，バーチャルTEE（Virtual Transesophageal Echocardiography）というホームページ．これが秀逸です．なかなか理解しにくい3次元の心臓を任意に動かすことができ，またTEE操作平面とTEE画像を動画で見せてくれます．ぜひのぞいてみてください．

・バーチャルTEE：標準断面，心臓，経食道心エコー，心臓三次元モデル，教育．http://pie.med.utoronto.ca/TEE/TEE_content/TEE_standardViews_intro_japan.html

ギプスシーネ

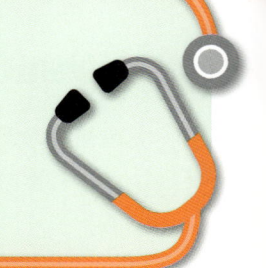

☑ ギプスよりも使いやすい

用意するもの → ギプスシーネ

◉ ギプスによる障害を回避するにはギプスシーネ ◉

　骨折でギプスを使って患者さんにギプスによる障害が起こると，整形外科医でも裁判に負けてしまう時代になっているので，注意が必要です．うちはギプスも置いてあるけれども，基本的にはギプスシーネというものを使っています．これを使えば，ギプスの圧迫による循環障害や神経障害の合併症がありません．うちでは，日本シグマックスのオルソグラスⅡ® を採用しています．プリカットタイプというあらかじめ 7.5cm × 30.0cm とか 10.0cm × 65.0cm とかにカットされているものと，切って使えるロール状のものとがあります．

　図 ❶ のようにつくって弾性包帯で巻きます．5 分で固まり，20 分で体重に耐えるようになります．1 日 1 回は外してもらって，自宅で弾性包帯を巻き直してもらいます．楽天でも Amazon でも買うことができます．

Part 2 外来診療離れワザ集

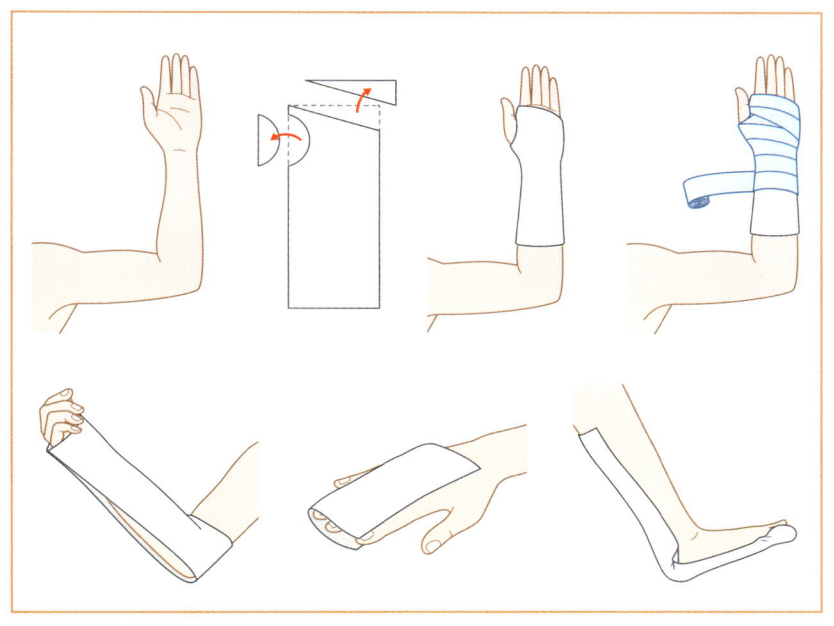

図 ❶　ギプスシーネの巻き方例

イレウス（腸閉塞）

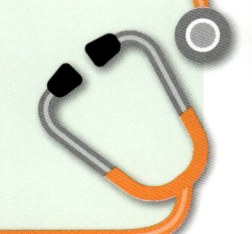

☑ 腹水に注意

用意するもの　血液ガスの pH 値，エコーまたは CT

◉ 腹水のあるイレウスにはなにかが潜んでいる ◉

　イレウスの診断自体は，X 線写真でニボーが見えるので難しいものではありません．正しく治療すれば本質的には致死的な病気ではないのです．ただし，麻痺性イレウスか，絞扼性イレウスかの判断が重要です．なぜなら絞扼性なら手術適応があるからです．そして，絞扼性イレウスは手術のタイミングを誤ると死に至ります．

　しかし，お年寄りは「お腹が痛い」と言いません．高齢者の腹痛では，圧痛も筋性防御もはっきりしないことが結構あります．だったら，なにから危険なイレウスを診断するか？　というと，本当に腸が腐ってくるとアシドーシスが起こるため，血液ガスの pH から判断します．

　しかし，それよりも先にわかるのが腹水です．腹水が出ているイレウスは絶対になにかある．麻痺性イレウスでは腹水は出ません．現在，うちの病院には腹部外科医がいないので開腹手術ができません．それでも手術のタイミングを逸するわけにはいかないので，腹水があるイレウス患者は，腹水を同定した時点で腹部外科医のいる病院へ送ることを考えます．

　そのルールにしたがって，以前，少しだけど腹水があったイレウスの患

者さんを本土の病院に送りました．ところが送った先であまりにも症状がないために様子をみていて，その後，結局緊急手術という残念な転機となった例があります．「だから言ったじゃないか．腹水があるって」って思いました．なかなかこちらの思いは伝わりません．

「腹水が出ているイレウスは絶対になにかある」なんてことは，どこにも書いてありません．でも，自分のところで手術ができない場合の危機管理として，腹水の有無はすごく大事な判断材料になると思います．

◉ 原因はもち？ トマトの皮？ もやし？ ◉

ついでに食餌性イレウスについても調べてみました．なにを食べたらイレウスになりやすいでしょうか？　硬いもの？　膨れるもの？　日本臨床外科学会雑誌に掲載された論文によるとだと，もちが一番です（表 ❶）（日本臨床外科学会雑誌 2008.12）．

しかし，この結果に関しては，「えーっ，本当かなあ？」という感じなんです．うちの病院には，この島の全患者が来ています．私たちのアドバンテージは，全数把握ができることです．イレウスはもちろん，重症のしんどい病気に関しては全数把握ができます．だから「この 15 年の間に，この病気を診たのは 2 例くらいだよ」「この病気なら 1 年に 3 回くらい患者さんが来るよ」という数字が，ふつうの病院の医師がいっている以上に意味がある．エクスペリエンスだけど，限りなくエビデンスに近いエクスペリエンスとしていえると思っています．表 ❶ の論文は臨床外科学会に投稿されたもので，58 例中 85%は手術になっています．

それなら，この島における食餌性イレウスの原因はなんだろうというと，きのこ，海草，特に春のわかめが多い．大腸カメラの前処置をした後にも残りやすいもの，要するに消化が悪いものです．ときにトマトの皮によるイレウスもあります．「えっ，トマトの皮？」と思うけれど，ツルッとしたものが大腸カメラに写って，「ピンク色のあれなんだ？」って思ったら，トマトの皮だったんですね．腸に異常がない人なら大丈夫だけど，

表 ❶ 2000〜2006年の日本での食餌性イレウス報告例　58例

もち	11	（19%）
種子	10	（17%）
胃石（柿，緑茶）	9	（16%）
海藻類	6	（10%）
こんにゃく類	6	（10%）
きのこ類，ピーナッツ	各3	（5%）

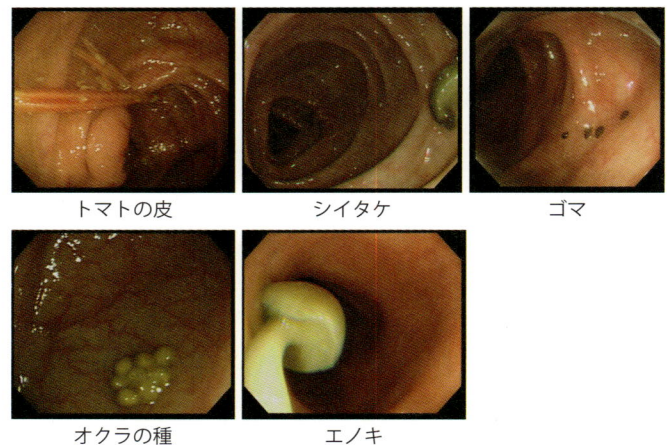

トマトの皮　　シイタケ　　ゴマ

オクラの種　　エノキ

大腸カメラの前処理後に残りやすいもの．

　ちょっと狭いところがあると，そこにペタペタとトマトの皮（に限らず食べ物）が貼り付いたら，さらに上から食べ物がどんどん積もって，ガーッと腫れて，腫れるとますます通りが悪くなるという悪循環．その時点で来てくれれば，イレウスチューブを鼻から入れて，溜まっている食べ物を全部ぬいてあげられるので，腸の腫れがとれればまた通り始めます．

　うちの病院に地域研修に来ていた玉野井徹彦先生が，「イレウスの急患でよく診るのはもやしだ」と言っていました．「それは豆のついている豆もやしか？」と聞いたけど，それはわからないそう．ただ，もやしを食べて病院に3回運ばれ，3回ともその研修医が診て，イレウスで入院したそ

うです．次回からは豆もやしかどうかを聞いておいてくれと伝えました．なぜかというと，イレウスの主な原因の1つに「種」があるんです．種は腸のなかで膨らんでイレウスになりやすいのかもしれません．

　だから，全数把握としては，この**表❶**の頻度ではありません．やっぱり，きのこ，海草．まあ，うちの病院は海に囲まれた島にあるから，海草が多いのかもしれません．逆にいうと，もちは結構手術になる確率が高いということでしょう．**表❶**のもちの症例のうち，何例が手術になったかわかりませんが，でもイメージとしては，べっちょりとひっ付いたら取れませんよね．あとはやっぱり硬いものでしょうか．

・河野修三，別府理智子，酒井憲見ほか．（2008）．症例 生姜摂取による食餌性イレウスの1例．日本臨床外科学会雑誌 69（12）：3160-3163．

連日通院の必殺ワザ

☑ 高齢者でも通院してもらったほうがよいときがある

用意するもの ▶ 連日通院の受け入れ体制

　昨今は「高齢者＝在宅医療」となりがちですが，場合によっては通院してもらったほうがいいという例を2つほど紹介します．

◉ 連日の通院で精神症状が落ち着くことも ◉

　60歳の1人暮らしの男性で，統合失調症の人がいます．常に幻聴が聞こえていて，糖尿病でスルホニル尿素（SU）薬を最大量で投与してもHbA1cが15％という状態．インスリンを打たなくちゃいけないのですが，自宅には打ってくれる人がいません．往診や訪問看護で対応することも考えましたが，やはり毎日になるとかなり大変．そこで看護師さんやヘルパーさんと相談した結果，2kmの距離を毎日通院してもらうことにしました．病院で1日1回レベミル®を注射しています．その結果，HbA1cは7％になりました．

　連日通院してもらうことにして何がよかったかっていうと，毎日のduty workができて，精神症状が非常に落ち着いたこと．今までは薬を中断して状態が悪くなって，入院することもありましたが，朝，病院に来ていない日は電話をかけたり，訪問したりして，精神状態が悪くなる前に対応ができるようになりました．それまでは水中毒になったり，幻聴がひ

どくなったりして精神科へ入院していたのですが，それももうありません．

● 通院という仕事ができて，イキイキする患者さん ●

　80歳で認知症があるけれども1人暮らしで，「自分は認知症ではない」と思っている女性がいます．体は元気，杖なしで歩けます．あるとき鼻の頭に帯状疱疹ができました．前に述べたように，鼻の頭と角膜は神経がつながっているので，鼻の頭に帯状疱疹が出たときにはかなりの頻度で角膜にも出ます．「必ず」といっていいほどできるので，続発性緑内障の診断，そして治療をしなければなりません．自覚症状が出ないからと放っておくと，眼圧が上がって視力障害を起こします．緑内障の治療のためには1日3回点眼が必要です．

　幸い，この患者さんは病院のすぐそばに住んでいるので「毎日3回来て」って言うと，きちんと3回来てくれました．これをきっかけに，緑内障の治療が終わっても，アルツハイマー型認知症の薬を飲んでもらうために，連日通院してもらっています．来たら「はい，お薬」ってアリセプト®をわたして，1日1回，その場で飲んでもらっています．

　毎日来てもらうのも大変そうだからと，一度，訪問ヘルパーさんに飲ませてもらおうとしたのですが，「わしはぼけてもいないのになにしに来た！」と烈火のごとく怒ってしまい，ヘルパーさんは玄関口で追い返されてしまいました．だから本人に病院に通ってもらっています．この患者さんも毎日の仕事ができて，以前にも増してイキイキしているように見受けられます．

　高齢者も場合によっては病院に来てもらったほうがよいという例でした．

コミュニケーション

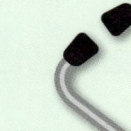

☑ 周囲との信頼関係を築く

用意するもの　相手（患者さん）の話を聞く心

　患者さんとのコミュニケーションで心がけていること，信頼関係を結ぶために実行していることはたくさんあります．ここでいくつかご紹介します．

◉ 患者さんは大切なことを最後に言う ◉

　診察で一番大事なことは，帰り際のドアを出ていく瞬間の患者さんの姿を見ること．診察が終わって患者さんが立ち上がり，「お大事に」と言われながらスッと帰るのか，はたまた診察室の出入口で振り返るのかは重要なポイントです．言おうかどうしようかと迷っている人は，ここで振り返るんです．この出ていく瞬間を医師が見ているかどうかはとても大切です．こんなことは，どの本にも書いていないけど，私は経験的にいつもそこを見ていて，ちょっと目が合ったら「なに？」って聞いています．そこから何度も患者さんの本音を聞き出すことができました．

　患者さんは一番大事なことを最後に言うんです．あるいは，大事なことは言ってくれないということも多々あります．それを知っておかなければなりません．

● ついでに ●

もう1つ大切なことは「ついでに」です．私は自分のことを「総合医」と思っていますが，患者さんからどう思われているのかはわかりません．内科外来にいたら内科医と思っているかもしれないし，外科外来をやっているので，外科医と思っているかもしれない．そもそもなんの病気が何科か，ということは患者さんには判断が結構難しいものです．ときには医師にとっても難しい．

血圧治療のついでに水虫とか，糖尿病治療のついでに陥入爪とか，胃カメラのついでに肩こりの注射とか．高度分化した専門医の外来では禁句（笑）の「ついでに」とか「ちょっと相談だけど」という言葉をいくらかけてもらえるかが，総合医としての力量を表すのではないかと思っています．

● 薬が余っています ●

いかに患者さんに近寄れるか．患者さんにとって診療所や病院はアウェーな場所ですが，そうじゃない状態になってもらうかっていうところも非常に大切です．医師と患者さんは対等な関係であるべきです．けれども，残念ながら日本では両者は対等ではないので，総じて患者さんは言いたいことを言えません．しかし，医師には言えないけど，薬剤師にだったら言える，看護師なら言えるという人は多いと思います．

たとえば，処方された薬を飲んでないというようなことは，医師には言わないけれど，看護師や薬剤師が訪問すると「実はもらった薬は飲んでなくてね」と言ってくれることがあります．医師が出した薬は，ちゃんと患者さんの身体に入って初めて効くのであって，飲まない薬や塗られない軟膏は効きません．医師として，患者さんにきちんと薬を飲んでもらう／軟膏を塗ってもらえるような医療を目指さなくてはならないし，そういう私自身もまだ理想を目指している状況で，志半ばです．

医師から「○○したほうがいいよ」と言っても，患者さんにはなかなか届かない．薬なんかは，おそらく処方された薬の7割くらいしか飲まれていないんじゃないでしょうか．余談ですが，ドクターショッピングは皮膚科が一番多いんです．治ったかどうかが自分で見てわかるから．医師の心づもりでは「このあとあの薬に変えて」って思っているけど，それが患者さんに伝わってなければ1回きりで別の医師に行かれちゃうものです．

　自慢話になりますが，私が外来診療をしていると「薬が余っています」と患者さんから言ってくれます．そこには本物の信頼関係があると思っています．外来診療でそんなこと言ったら，ふつうは医師に「なんで俺の出した薬を飲んでないんだ」って怒られそうですから．実際に怒る医師なんてごく少数なのでしょうが，患者さんは医師をおそれる傾向があります．なにも言えなくて，そして薬が余ってどんどん家に溜まっていく．

　また，患者さんに対して「薬余ってない？」と，こちらから聞くこともしばしばです．特に昼の薬はうっかり飲むのを忘れることが多いので「昼の薬余っていない？」と聞いてみると，「あぁ，実は……」と言ってくれる．「そうかあ．でもこれだけは飲んどいて」といったかたちで，相手の事情も尊重しながら，でも改めて服薬指導をしています．「そこまでするの？」と思われるくらい譲歩しないと，患者さんの心まで近づけないのではないでしょうか．世の人々の行動変容を見ると，生活のなかで医師のいうことの重要度なんて数％で，「ためしてガッテン」のほうが，はるかに影響力が大きいようです．「ためしてガッテン」と勝負しながら，本当に必要なことはちゃんと医療として届けるべきだと思って，日々格闘しています．

● 多職種連携 ●

　また，うちの病院ではヘルパーさんやケアマネジャーさんも出席する定例の会議があるので，そのときに「あの患者さん，家に薬がいっぱい余っています」「実は，この患者さんは朝ご飯を食べないので，朝食後の薬は

全部余っています」などと，裏からいくらでも情報が届きます．だから「それじゃあ，昼に大事な薬を集めましょうか」という変更案を，そこで決めることができるのです．

　患者さんに医療を確実に届けることは，医師だけではできません．病院での会議には，在宅系のケアマネジャー，ヘルパー，デイサービスのスタッフ，病院は医師，訪問看護師，病棟看護師，薬剤師などいろんな立場の人が出席します．そこでは医師が偉くない会議をしないと，皆が発言をしにくくなります．医師が一度でもダメ出しをすると，あとはもう声があがってこなくなってしまう．私はどうしても言ってしまうほうなんですが，彼らのほうが患者さんの生活に近く，真実を知っています．当たり前だけれども反省と謙虚の心をもちながら，彼ら彼女らに教えを請うています．

◉ 診察室に入ってくるまでに ◉

　患者さんが診察室に入ってくるまでには，カルテで年齢，性別はもちろん，保険の種類，住所，受付で伝えた主訴などがわかります．そこから診断あるいは妄想（？）が始まっています．住民3,000人の島で16年も診療をやっていると，ほとんどの人のことは知っていますが，それでもたまに初診という人もいます．特に知らない名字の人はいませんから，見たことのない名字のときには鋭く反応します．若い人で本土の住所の人ならば「なんで違う住所の人がここにかかっているのだろう」「今，港の工事に来ている人かな」「里帰りかな」「新しく転勤で来た県職員かな」と．後期高齢者で3割負担と書いてあれば「高収入の人かな」とかも想像できます．喘息やアレルギー，外傷を除けば20歳代の受診は通常ないので「なにが起こったのだろう」とか．子どもの熱なら，今，地元の小学校では溶連菌，保育園ではおたふくかぜが流行しているなどと，流行状況を頭に思い浮かべながら診察室に呼び込みます．

● 診察室に入ってきたときのファーストインプレッションと主訴 ●

　診察室に入ってきたときのファーストインプレッションは特に重要です．必ず患者さんの姿，顔を見て目を合わさなければなりません．この非常に重要な，情報満載の大事な瞬間に電子カルテに向かっていてはなりません！　重篤な疾患の印象があるかどうかは，落としてはならない観察事項です．

　しっかりアイコンタクトをして挨拶をして，それから問診に入ります．日常診療で出合う疾患の診断の答えは，8 割は患者さんの言葉のなかにあると思っています．また，風邪でも気管支炎でも，白血球や CRP よりも患者さんの「もう治ると思う」という言葉のほうが，ずいぶん信憑性があると思います．もちろん溶連菌感染での継続的な抗菌薬の治療やステロイドの減量など，患者さんが治ったと思ってからも飲んでもらい続ける必要のある薬はありますが．

　通常，主訴から思いつくだけの鑑別診断をあげます．ただし順番はアイウエオ順とか国家試験に出る頻度順ではありません．まず，この主訴から想定される絶対見落としてはいけない病気．そして，そのあとはよくある疾患の出合う順です．たとえば，「胸が痛い」と言われれば，当然鑑別に心筋梗塞，狭心症などの虚血性冠動脈疾患，解離性動脈瘤などははずせません．しかし，年齢や既往歴，細かな問診などでかなり除外することも可能です．重篤な疾患でないことがかなりの確率で否定できれば，あとは，胃食道逆流や，胸膜炎，肋間神経痛，帯状疱疹などの日常でよく出合う疾患を考えていきます．初診時に地域医療の現場では症状が出揃っていないことも多く，判断に苦しむことも多々あります．症状の出方と時間経過の考え方などについては『プライマリ・ケア─地域医療の方法─』(p.99 写真 ❿) に非常に興味深く書かれており，一読をオススメします．

◉ **患者さんに向き合うためのしくみづくり** ◉

　うちの病院には問診票はありません．問診票は基本的に数をさばくためのツールと思っています．私は直接患者さんの話を聞くところから始めています．電子カルテになってからは，パソコンの画面に向かって入力する作業が増え，患者さんに向き合って声を聞く時間が減りました．医師が血圧を測るのはやめ，看護師さんにお願いしています．また医療秘書さんを配置して，できるだけ患者さんのほうを向けるしくみにしています．

　医療秘書さんの配置は患者さんと向き合う時間をつくるためにとても役立っているものの，残念ながら現在の診療報酬では医師事務補助作業者の加算は一般病床数単位で規定されています．そのため，外来メインの中小病院や診療所ではきちんと手当てされていないのが現状です．

・松岡史彦，小林　只．（2012）．プライマリ・ケア――地域医療の方法．メディカルサイエンス社．

column

最期まで教育者

　脳出血によるいわゆる植物状態だった患者さん．奥様が介護され，15年間往診に通っていましたが，昨年亡くなられました．ご本人はもともと校長先生で教育者．まったく話すことも，反応もないのですが，奥様の愛に支えられ，往診や訪問看護に連れて行った医学生や看護学生，研修医，看護師などに，地域医療の苦労とすばらしさを患者さんの側から伝えてくれました．在宅で看取りをしたときに「ご臨終」ではなく，「ありがとうございました」という言葉が自然に出てきました．

あとがき ── 地域医療の ABCD

　うちの病院では，職員みんなが「うちの病院」といいます．「隠岐島前病院」「島前病院」ではないんです．非常に大事な当事者意識だと思っています．また，地域医療の研修で研修医が 1 か月から 3 か月くらいのスパンで，毎年 10 人以上やってきます．研修終了時には，一般住民の皆さんも交えながら研修医報告会を行っています．昨年，沖縄から 2 か月間研修に来てくれた玉野井徹彦先生は，研修医報告会でうちの病院を評して「超超超おせっかいな病院」と言ってくれました．みんなでかなりウケました（笑）．困っている人，困っていそうな人がいると，ほっとかないんです．家にも押しかけていってしまいます．もちろん狭いコミュニティなので，かかわらない自由や知られたくない権利も大切にしながら，地域医療を行っています．

　6 年くらい前の夏休みには，北海道出身の島根大学医学部 5 年生（当時）の本田賢治君がうちの病院に見学に来ました．2 週間ほど滞在して急患も全部診てもらったことがあります．彼が帰るときに，白石裕子が「地域医療には何が大切だと思った？」と聞いたら，「うーん，アンテナ（Antenna）ですかね」と答えていました．地域のニーズや，患者さんがその日，何を求めて病院に来ているかをキャッチするには，アンテナが張られていないといけない．ニーズオリエンティッド，ニーズがわからなければならないということです．

　それに対して白石裕子は「アンテナっていうなら，A: アンテナ，B: バランス（Balance），C: コミュニケーション（Communication）だよね」といいました．要するに絶対的ななにかというのはなくて，私たちは常に落としどころを探しているのです．真実はここ，エビデンスはここなのだけれど，でも家族背景としてここがこういけないとか，あるいはこの病院では MRI は撮れない，じゃあセカンドベストはなにかというなかで，常に落としどころを探しています．さらに人生における仕事とか，仕

事と家庭とか，専門と総合とか，さまざまな場面でバランスが重要となります．しかもそれらはコミュニケーションなくしてはうまくいかない．

じゃあ「Dはなんだ？」ということで，白石吉彦が考えました．今日かぜで来た患者さんを満足させて帰す日常業務，そして日々の仕事のなかからは，地域づくりへつなげていくためのD：デイリーワーク（Daily work）だと．ABCDがそろいました．

いい話だな～と思って，見学に来る学生や講演などの機会に話をしていたら，5年くらい前に実習で来たこれまた島根大学の5年生（当時）の榊原賢司君が，レポートに「先生，Eはエンジョイ（Enjoy）ですよ」と書いてくれました．

地域医療にはこういうABCDEが大事ですね．

そして地域医療を楽しむために，欠かせない存在，家族（Family）に感謝してあとがきにします．

この本が生まれたのは，松村医院の松村真司先生が執筆を勧めてくれたことがきっかけでした．そして，中山書店の北原裕一さんのおかげで書き始め，この度，上梓することができました．また，今まで出会ったたくさんの方にいただいたアドバイスが，この本には詰まっています．なかでも，徳島県の日野谷診療所（現那賀町相生包括ケアセンター内）で地域医療の手ほどきをしてくれた浜田邦美先生，地域の小病院で臨床をしながら，今でも継続的に震災支援を行っている山梨市立牧丘病院の古屋聡先生，たった6年前には当院で学生実習を行っていたはずなのに，すばらしく成長して，青森県六ヶ所村尾駮診療所から鋭い切れ味のアドバイスをいくつもくれた小林只先生（現弘前大学医学部附属病院総合診療部），肩の専門家であり，運動器超音波の師匠である城東整形外科の皆川洋至先生には絶大なるご支援をいただきました．ここにこれを深謝いたします．

白石 吉彦・白石 裕子

さくいん

あ行

アクチバシン®　117
アクリル固定ガター法　11
足首固定　167
アスピリン　171
アテローム　155
アナフィラキシー　48
アルテプラーゼ　117
アンクルファイター　167
胃洗浄　53
糸巻き法　25
異物
　　爪下——　20
　　皮下——　160
　　耳の——　56
　　眼の——　66
異物鉗子　52
いぼ治療　2
イレウス　176
内縫いナイロン　103
うつ病　77
ウロペーパー　66
エコー下穿刺　141
エピペン®　48
エンブレル®　120
鬼塚法　10
オーバードース　53
オプサイト®　88, 109
オルソグラスⅡ®　166, 174

か行

開口障害　70
下顎の脱臼　33
角膜びらん　65
肩の脱臼　34
カルトスタット®　109
カルボカイン®　148
鉗子　52
関節穿刺　95
感染性アテローム　155
陥入爪　10
キシロカイン®　39, 44, 83, 108, 110, 148
偽痛風　96
吃逆　22
ギプスシーネ　174
クラゲの刺胞　47
クリップ式スポットライト　153
クリップ法　14
グルトパ®　117
経食道心エコー　173
経鼻内視鏡　51
血液凝固分析装置　172
ケナコルト®　107, 145
肩石灰性腱炎　138
腱板断裂　138
コアグチェック®　172
交差法　152
硬膜外ブロック　92, 114
抗TNFα製剤　120
股関節の脱臼　36
鼓膜穿孔　57

さ行

細菌性関節炎　96
魚の毒　46
魚の骨　50
坐骨神経痛　112

シェーブ法　108
子宮留膿腫　122
耳鏡カメラ　57
耳垢水　57
自殺企図　78
下顎の脱臼　33
柿蔕湯　23
耳鼻科用バルーン　61
脂肪滴　95
しゃっくり　22
手根管症候群　144
硝酸銀　8
食餌性イレウス　177
神経障害性疼痛　27
尋常性疣贅　2
真皮縫合　102
心房細動　171
ステリハイド®　3
ステンレスプレート法　15
スワブスティックポピドンヨード　94
生検鉗子　52
石灰性腱炎　138
ゼロポジション法　34
仙骨ブロック　112
穿刺排膿　69
爪下異物　20
爪下血腫　18
双極性障害　78
創傷被覆材　87
園畑法　110
ゾビラックス®　74

た行

帯状疱疹　74
大腿骨近位部骨折　124
大量服薬　53

脱臼
　　下顎の――　33
　　肩の――　34
　　股関節の――　36
　　橈骨頭の亜――　31
　　反復性――　35
　　肘の――　31
　　輪状靱帯――　32
着圧ソックス　136
肘内障　31
腸閉塞　176
痛風　96
釣り針の抜針　38
テガダーム™　88
デジタルカメラ　64
デュケルバン症候群　144
デルマパンチ®　156
伝染性軟属腫　7
橈骨頭の亜脱臼　31
ドウマキ　74
毒魚　45
ドライアイス　5
ドレニゾン®テープ　106

な行

ナイロン糸ドレナージ　163
肉離れ　134
捻挫　166

は行

ハチ刺され　48
蜂毒　46
ばね指　144
ハブクラゲ　47
バルトレックス®　74
反復性脱臼　35
ヒアルロン酸注射　138

皮下異物　　160
肥厚性瘢痕　　106
肘の脱臼　　31
鼻出血　　61
ヒポクラテス法　　33
秘薬耳垢水　　57
フェノール法　　10
フカセシモリ　　14
プラスモイスト®　　87
不良肉芽　　90
フルドロキシコルチド　　106
プロパデルム®　　29, 90
粉瘤　　155
平行法　　152
閉塞隅角緑内障　　73
ペインクリニック　　112
ベーカー囊胞　　131
変形性膝関節症　　96
扁桃周囲膿瘍　　68
蜂窩織炎　　131
ボスミン®綿球　　61
ボルタレン®　　45
ボールペンマーキング　　92

ま 行

巻き爪　　10
巻き爪用クリップ　　14
マチワイヤ法　　12
水いぼ　　7
耳の異物　　56
ムカデの毒　　46
虫刺され　　44
眼の異物　　66

や 行

有棘細胞がん　　104

指ブロック法　　110
指輪はずし　　24
腰部硬膜外ブロック　　114

ら 行

リウマチ　　120
リザベン®　　107
緑内障　　72
リングカッター　　24
輪状靱帯脱臼　　32
リンパ節生検　　169
レミケード®　　120
連日通院　　180
ロキソニン®　　45
ロック式シリンジ　　143
肋骨骨折　　126

わ 行

ワセリン　　85
ワルファリン　　171
腕神経ブロック　　148

欧数字

Blue Phantom™　　151
MAPSO 問診票　　78
Needle Cover Technique　　41
R.B.（Regular Bevel）　　141
rt-PA　　117
S.B.（Short Bevel）　　141
String-Yank Technique　　39
Zscore　　169
1FTU（one Finger Tip Unit）　　28
2チャンネル胃カメラ　　54

著者略歴

白石吉彦 (しらいしよしひこ)
- 1966年　徳島県生まれ
- 1992年　自治医科大学卒業
　　　　　徳島大学第二内科，徳島県立中央病院でローテート研修ののち，徳島県立三好病院，日野谷診療所勤務
- 1998年　島前診療所（どうぜんしんりょうしょ：現隠岐島前病院）勤務
- 2001年　隠岐広域連合立隠岐島前病院院長

白石裕子 (しらいしゆうこ)
- 1968年　島根県生まれ
- 1994年　自治医科大学卒業
　　　　　徳島大学小児科，徳島県立中央病院でローテート研修ののち，徳島県立三好病院勤務
- 1998年　島根県西ノ島町国保浦郷診療所所長（～現在）・島前診療所勤務
- 2011年　隠岐広域連合立隠岐島前病院小児科長
- 2019年　自治医科大学総合診療内科

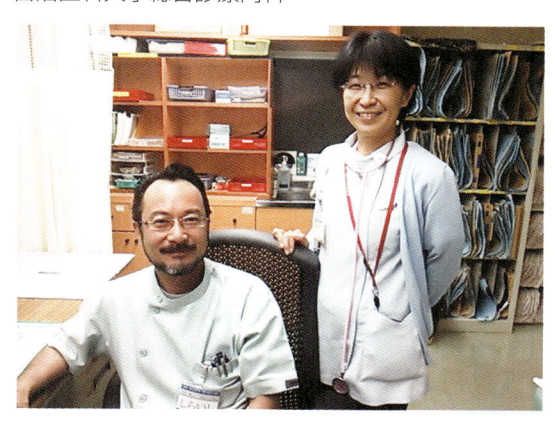

中山書店の出版物に関する情報は，小社サポートページをご覧ください．
http://www.nakayamashoten.co.jp/bookss/define/support/support.html

離島発 いますぐ使える！外来診療 小ワザ 離れワザ

2014年5月30日　　初版　第1刷発行　〔検印省略〕
2020年8月29日　　　　　第3刷発行

著　者	白石吉彦，白石裕子
発行者	平田　直
発行所	株式会社 中山書店

〒113-8666　東京都文京区白山1-25-14
TEL 03-3813-1100（代表）
振替 00130-5-196565
http://www.nakayamashoten.co.jp/

DTP制作	株式会社 Sun Fuerza
装　丁	藤塚尚子＋臼井弘志（公和図書デザイン室）
印刷・製本	三松堂株式会社

ISBN 978-4-521-73958-8
Published by Nakayama Shoten Co., Ltd. Printed in Japan
落丁・乱丁の場合はお取り替え致します

©Yoshihiko SHIRAISHI & Yuko SHIRAISHI 2014

・本書の複製権・上映権・譲渡権・公衆送信権（送信可能化権を含む）は株式会社中山書店が保有します．
・[JCOPY]〈(社)出版者著作権管理機構 委託出版物〉
　本書の無断複写は著作権法上での例外を除き禁じられています．複写される場合は，そのつど事前に，(社)出版者著作権管理機構（電話 03-5244-5088, FAX 03-5244-5089, e-mail：info@jcopy.or.jp）の許諾を得てください．
・本書をスキャン・デジタルデータ化するなどの複製を無許諾で行う行為は，著作権法上での限られた例外（「私的使用のための複製」など）を除き著作権法違反となります．なお，大学・病院・企業などにおいて，内部的に業務上使用する目的で上記の行為を行うことは，私的使用には該当せず違法です．また私的使用のためであっても，代行業者等の第三者に依頼して使用する本人以外の者が上記の行為を行うことは違法です．